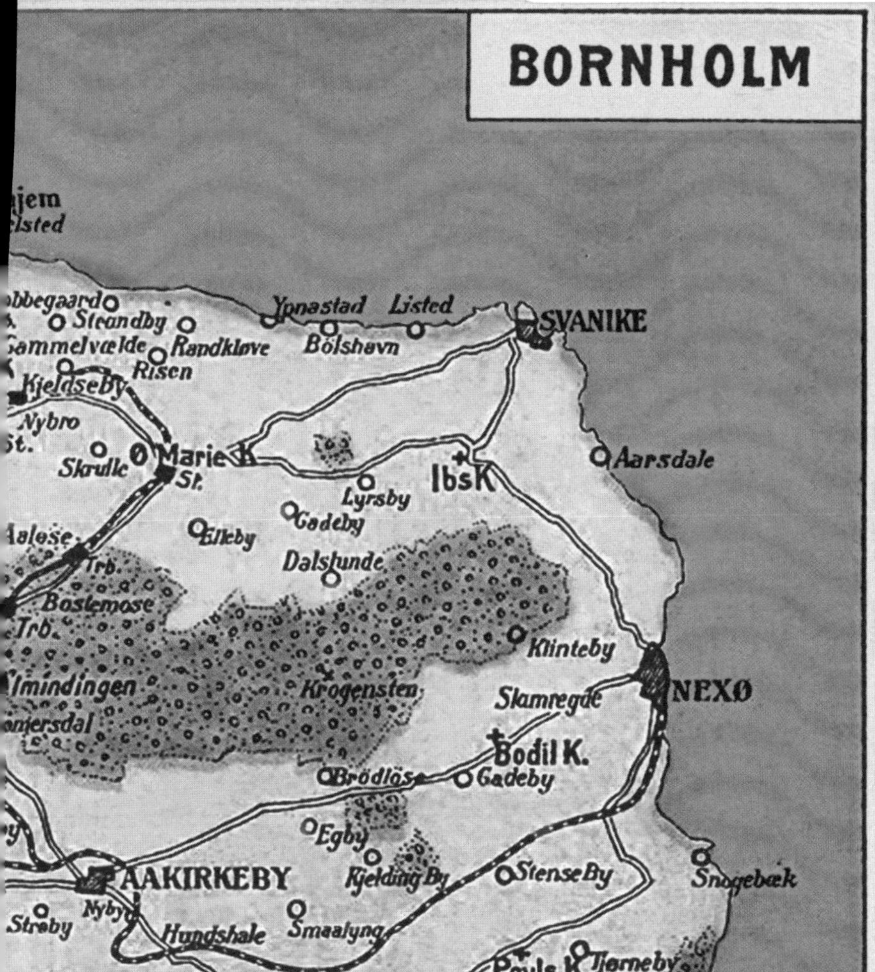
BORNHOLM
SVANIKE
Ypnastad
Listed
Bölshavn
Steandby
Randkløve
Risen
Gammelvælde
Kjeldse By
Nybro
Skrulle
Marie K
St.
Aarsdale
Lyrsby
Ibs K
Gadeby
Elleby
Aaløse
Dalslunde
Trb.
Bostemose
Klinteby
Almindingen
Krogensten
Slamregde
NEXØ
Bodil K.
Brödlös
Gadeby
Egby
AAKIRKEBY
Kjelding By
Stense By
Snogebæk
Nyby
Stroby
Hundshale
Smaalyng
Povls K.
Tjørneby
Bukkegde
Dyndeby
Grødby
Boderne

S

Sascha Reh
AURORA
Roman

Schöffling & Co.

Für Kathrin:
Die Zukunft entsteht wie eine Zeichnung
auf einem Stück Papier – Strich für Strich.

Erste Auflage 2018

Satz: Fotosatz Amann, Memmingen
Druck & Bindung: Pustet, Regensburg
ISBN 978-3-89561-088-2

www.schoeffling.de

Aurora

I

Wochenlang war Schnee gefallen. Er bedeckte die Granitfelsen der Insel, die Maisfelder und Wiesen, die Dörfer und Schweinefarmen. Unter den Milliarden und Billionen von Schneekristallen, keines dem anderen gleich, lagen alle Fahrräder, Autos und sogar die Trecker mitsamt ihren Anhängern wie begraben. Hier und dort ragten noch Straßenschilder unter der monochromen Ebene hervor, aber sie waren nutzlos ohne Straßen, und so blieb auch den Ampeln nur noch, das Nichts zu regeln.

Im Jachthafen, der im Gegensatz zum Fährhafen schon ganz zugefroren war, buhlten die Schiffe in ihrer Wintergarderobe um die Reste frostiger Aufmerksamkeit. An den freistehenden Bauernhäusern türmten sich die Verwehungen so hoch, dass die Bewohner ihre Haustüren nicht mehr öffnen konnten, und wenn sie sie doch öffneten, fiel ihnen eine Wand aus Schnee entgegen, also ließen sie sie lieber geschlossen. Manchmal wurde ihnen kalt, weil die Kamine verstopften und die Öfen nicht mehr zogen; dann saßen die Bornholmer, eingewickelt in dicke Decken, in ihrer Stube, tranken Tee und sahen zu, wie die Eisblumen sich auf den Scheiben ausbreiteten. In den Dörfern ächzte der Weihnachtsschmuck unter dem Gewicht auf den Kugeln und den Halteseilen, und die Prismen und Dendriten reflektierten das Licht in alle Richtungen, sodass etwa Svaneke aussah wie eine verlassene Sternenkolonie. Kein Briefkasten wurde mehr befüllt, keine Mülltonne geleert und keine Bank mehr überfallen, was hier ohnehin selten vorkam. Der Schnee dämpfte jeden Laut und jedes Wort, selbst die Bewegungen verlangsamten sich bis nahe an den Stillstand, kurzum: Das tätige Leben war weitgehend zum Erliegen gekommen, und es herrschte tiefe Stille über der Insel.

Ein Reporter aus der Hauptstadt Kopenhagen saß in der Einsatzzentrale des Notfallmanagements in Rønne und wartete darauf, dass etwas geschehe.

Wie er bereits geahnt hatte, war der Kälteeinbruch, über den er berichten sollte, für sich genommen nicht weiter bemerkenswert, denn seine Konsequenz war ja lediglich der Stillstand, und wie soll man über etwas berichten, das nicht geschieht. Das hatte er noch unmittelbar vor seiner Abreise auch seinem Chefredakteur zu erklären versucht. Sein Chefredakteur aber hatte ihn, ohne viele Worte zu machen, daran erinnert, dass sich die neuen Investoren, und damit das Dagbladet, und damit auch er, ansprechende Geschichten aus dem Human-Interest-Ressort von Ole wünschten, ob nun etwas geschah oder nicht. Alle Beteiligten wussten, dass die Headhunter anderer Zeitungen nicht um Ole anstanden.

Seit seine wöchentliche Kolumne »Frühstück im Bett« abgesetzt worden war, schickte man ihn in der Gegend herum, zur Jahresversammlung des dänischen Imkerverbandes etwa, oder zur Landesmeisterschaft der Bodybuilder im Forum København. Dass er sich die Themen für seine Beiträge selber aussuchte, war im neuen Geschäftskonzept nicht mehr vorgesehen. Natürlich wusste Ole durchaus, wie man mit eher praktisch orientierten Leuten zu reden hatte. Aber die weltferne Schnarchigkeit grauköpfiger Bienenzüchter, und mehr noch die schweißige Atmo einer Bodybuilding-Meisterschaft mit ihrem Gepose, der Zuchtbullenästhetik und Lesben auf Anabolika, deprimierten ihn. Überall hatte es nach Bronzefarbe gerochen, die Frauen sahen aus wie gescheiterte Menschenversuche, und ihm wollte keine Idee kommen, wie er für die Besucher dieser traurigen Fleischbeschau menschliches Interesse aufbringen sollte. Als aus dieser Verlegenheit heraus die Wendungen »Lesben auf Anabolika« und »gescheiterte Menschenversuche« in Sinneinheit seinen Artikel bereicherten, gingen auf den Twitteraccount des Dagbladet zwei Tage lang Verwünschungen und Rücktrittsforderungen an seine Adresse nieder. Jahrelang hatten kalkulierte Tabubrüche wie diese seine Kolumne mehr oder weniger gratis beworben, jetzt kündeten die Tweets statt von der Morgenröte von einer Nacht ohne Morgen.

Im Øresundtunnel hatte er seinen historischen Volvo auf fast 180 beschleunigt, als wartete an seinem Ende der Sommer. Aber es war Dezember, gegen drei begann es zu dämmern. Auf der künstlichen Insel Peberholm, wo der Tunnel endete und die Brücke anfing, gönnte er der geschundenen Maschine eine Pause. Die Insel war aus dem Aushub aufgeschüttet worden, der beim Bau des Tunnels und der Brücke angefallen war. Pflanzen oder Tiere hatte man nicht angesiedelt, und so konnte sich Ole kurz seinem Eindruck überlassen, das letzte lebende Wesen zu sein, nicht nur hier, sondern überhaupt. Die Luft war kalt und klar, und wie er so dastand und rauchte, kam Ole ohne Bitterkeit, aber mit sachtem Schrecken der Gedanke, seine Herabsetzung beim Dagbladet wie auch seine bevorstehende Freistellung, falls er seinem Blatt nicht doch noch etwas Überzeugendes lieferte, seien logische Folgen der Tatsache, dass er eine sehr wichtige, sogar weltbewegende Entwicklung verpasst hatte, und nun war es zu spät.

Über die erleuchtete Brücke, die in einem langgezogenem Bogen über den finsteren Øresund führte, fuhr er nach Malmö und weiter nach Ystad, wo er die letzte Schnellfähre nach Bornholm erwischte. Weil die Weihnachtsfeiertage bevorstanden, waren sämtliche Stellplätze der Leonora Christina ausgebucht, und so musste er sein Auto auf einem bewachten Parkplatz in Ystad zurücklassen. Es hätte ihm aber ohnehin nichts genutzt, denn der Bornholmer Winterdienst hatte vor den Schneemassen kapituliert. Die Autos, die im Flutlicht die Fähre verließen, wurden zwar zunächst in Richtung der Hafenausfahrt dirigiert; noch auf dem Hafengelände, das man zu diesem Zweck weitgehend geräumt hatte, wies man ihnen aber einen Parkplatz zu. Eine Landesfahne flatterte weithin sichtbar im Wind, die Leine klöppelte heftig gegen den Mast wie eine Kirchglocke beim Beginn der Messe; ein Sturm war vorausgesagt. Unter dem dräuenden Wetter rafften die Fahrgäste ihre Habseligkeiten zusammen, Koffer, Rucksäcke, Geschenkpakete in Plastik- und Papiertüten, und wurden sich, zunächst ratlos, dann mit plötzlicher Entrüstung, darüber klar, dass sie ihre Reise, wenn überhaupt, von hier aus nur noch fußläufig würden fortsetzen können. Einige wenige weigerten sich, dieses Urteil anzunehmen, und ignorierten die Platzanweisung der Hafenordner, nur um dann die Straßen von Rønne tatsächlich unbefahrbar vorzufinden, nämlich vereist, verschneit und von stecken gebliebenen Fahrzeugen, deren Schicksal sie endlich in Demut teilten, hoffnungslos verstopft.

Ole gehörte zu den Glücklichen, die in Rønne ein Hotelzimmer gebucht hatten, das er obendrein zu Fuß erreichen konnte. Andere, deren Ziele am östlichen Ende der Insel lagen, in Nexø etwa oder Dueodde, standen nun, wie Flüchtlinge aus fernen Krisengebieten, vor der Frage, wohin. Es war lange dunkel.

Er ging zu Fuß die paar Meter vom Fährhafen zum ehemaligen Bahnhof. Die Hotellobby war voll von Gestrandeten, die entweder noch mit ihrem Los haderten oder es bereits zu akzeptieren begannen. Das Gedränge an dem kleinen Empfangscounter, der gleichzeitig als Ausschank diente und hie und dort schon ersten Trost spendete, war beträchtlich, und Ole genoss still und heimlich das seltene Gefühl, hier nicht um Anschluss kämpfen zu müssen, weil er ihn durch eigene vorausschauende Initiative bereits hatte. Er angelte sich also per Zuruf aus der zweiten Reihe seinen Zimmerschlüssel und wartete unter seiner Dachschräge bei einem Bier aus der Minibar, dass die erste Versorgungswelle abgeebbt sein würde: Die Lobby diente gleichzeitig als Restaurant, und Ole speiste nicht gern in Gesellschaft.

Als das Zetern und Trampeln auf den Fluren endlich nachgelassen hatte und die Menschen sich unter gemurmelten Flüchen in ihre Zimmer zurückzogen, ging er hinunter und bestellte sich auf Redaktionskosten ein Abendessen aus Lamm mit püriertem Wurzelgemüse, dazu eine Reihe von Bieren auf eigene Rechnung. Der Wirt des Hotels war Deutscher und ein passionierter Koch. Er erzählte Ole, dass das Bier, das im Übrigen ausgezeichnet war, hier auf der Insel gebraut wurde und dass der Brauer ebenfalls ein Deutscher war, Matthes, aus Schleswig-Holstein. Ole hatte den Eindruck, dass der Wirt ihn unbedingt von der Tüchtigkeit seiner

Landsleute überzeugen wollte, vielleicht weil seine eigene Erscheinung eher zwielichtig war. Ole mochte ihn.

»Wenn man hier über das Wetter berichten soll«, fragte er ihn nach einer Weile mit schon leicht dachschräger Stimme, »wo geht man da am besten hin?«

Der Wirt war angesichts der Vollbelegung seines Hauses glänzend aufgelegt und erwähnte nach einigen launigen Vorschlägen, zu denen die örtliche Wetterstation, die örtliche Therme und das örtliche Bordell gehörten, das Fahrzeugdepot der Notfallbereitschaft, das sich knapp vor den Toren von Rønne befand. Ole dankte, und die beiden redeten noch eine Weile über Fußball, bis der Wirt seine Schlüssel nahm und sich verabschiedete. Als auch Ole schließlich zu seinem Zimmer hinaufstieg, wischte der Gehilfe bereits zum dritten Mal den Tresen.

Am nächsten Vormittag marschierte er nach dem Frühstück zur Station der Notfallbereitschaft. Die Sonne stand schon so hoch am Himmel, wie sie konnte. Der Wind hatte nochmals an Heftigkeit zugenommen, und die Temperatur lag weit unter dem Gefrierpunkt. Von den Dachkanten der Häuser zeigten Stalaktiten nach unten; sie ließen Ole an Damoklesmetaphern denken, aber niemand war unterwegs, den die Eisdolche hätten bedrohen können, außer ihm. Aus Gründen, für die er sich still verfluchte, trug er nur eine Übergangsjacke aus Leder sowie Halbschuhe, in die oben der Schnee hineinfiel, weswegen er seine Schritte sehr behutsam aufsetzte. Es nützte aber nichts, mit ausnahmslos jedem Schritt sank er tief ein, und als er die Station erreicht hatte, waren seine Socken und Hosenbeine durchnässt.

In der Rettungsstelle saßen drei Männer und eine Frau in neongelben Arbeitshosen; alle waren ein wenig, aber nicht viel jünger als Ole. Die Einrichtung bestand im Wesentlichen aus mehreren großen Tischen mit weißem, teils abgeplatztem Furnier, die man zusammengeschoben hatte. In der Ecke stand ein Kühlschrank mit einer Kaffeemaschine darauf, die beim Brühen spotzende Geräusche machte, an der Decke brannten zwei Neonröhren, von denen keine flackerte; das tat dafür ein stummgeschalteter Fernseher.

Einer der Männer hatte die Einzelteile eines großen Puzzles auf dem Tisch ausgeschüttet und war damit beschäftigt, sie alle auf die richtige Seite zu drehen. Die Verpackung zeigte ein Bild des schiefen Turms von Pisa. Zwei der Männer beobachteten bei Oles Eintreten abwechselnd Ole, das Umdrehen der Puzzleteile sowie sich gegenseitig. Der eine von ihnen trug eine schwarze Strickmütze mit integrierten Kopfhörern, der andere blätterte ohne hinzusehen in einer bildlastigen Zeitung. Die Frau sagte: »Tag, junger Mann, was können wir denn für dich tun?« Sie hatte schön geschwungene Falten um Mund und Augen und glanzlose, kaputte Haare. Das Oberteil ihrer Latzhose hing achtlos herunter, ohne dass die Hose dadurch heruntergerutscht wäre. Unter den hochgekrempelten Ärmeln kam ein verblasstes Krokodil zum Vorschein. Vielleicht war es auch ein Fabelwesen, die Insel war ja bekannt für ihre Trollmythologie; Ole kannte sich damit aber weder aus, noch interessierte er sich dafür.

Er lächelte sein verbindlichstes Lächeln. »Ich schreibe für das Dagbladet in Kopenhagen. Soll über das Wetter berichten. Ist dir da was aufgefallen?«

»Es hat geschneit«, sagte die Frau. Die Männer lachten.

»Jetzt kann ich in Frieden sterben«, sagte Ole.

»Willst du vorher noch einen Kaffee?«

Ole nahm am Tisch Platz und trank den Kaffee, den die Frau vor ihn hingestellt hatte. Er war frisch, aber zu stark und verstärkte damit das Pochen in seinem Schädel. Die Frau, die sich als Magda vorstellte, erzählte ihm, dass es gestern viele Einsätze gegeben habe: vereiste Fahrbahnen, eingeschneite Bauern, Autounfälle. An manchen der Autounfälle seien sogar die Räumfahrzeuge beteiligt gewesen, oder besser gesagt die Trecker, die man zu solchen umfunktioniert hatte, echte Räumfahrzeuge gebe es auf der Insel nämlich nur eins. Heute sei aber alles ruhig geblieben.

»Das fängt ja gut an«, sagte Ole.

»Eigentlich ist es so gut wie gelaufen«, sagte Magda.

Ole begann, sich eine Zigarette zu drehen.

»Hast du an was Bestimmtes gedacht? Was soll es denn für eine Geschichte werden?«

Ole suchte nach den richtigen Worten und hob schließlich die Schultern. »Hauptsache, ich kann meine Kreativität ausleben.«

Magda lachte auf, stutzte und lachte dann abermals, bloß lauter.

»Die musst du aber draußen rauchen«, sagte sie und zog schon ihre Jacke über.

Sie rauchten vor der Tür im Schnee. Magda hatte Zigarillos und machte keine Anstalten, ihn etwas über seine Arbeit oder sein sonstiges Leben zu fragen. Gegenüber befand sich der Neubau eines SuperBrugsen sowie ein altes Haus mit Sanitärwaren. Die Geschäfte hatten anscheinend noch geöffnet, auch wenn die Stadt sich selbst überlassen war. Ole glaubte fast hören zu können, wie Magdas und seine Atemwolken kristallisierten und zu Boden fielen.

Ein Mann kämpfte sich durch den ungeräumten Schnee auf der Fahrbahn. Er zog einen Schlitten hinter sich her, der übervoll mit Paketen beladen war, von denen alle paar Meter welche hinunterfielen. Magda warf ihren Zigarillo weg, ging hinein und kam einen Moment später mit einer großen Mülltüte und etwas Wollband wieder heraus. Die beiden packten die Geschenke in die Tüte und wickelten diese am Schlitten fest. Dann bekamen sie den Wollfaden nicht durchgerissen. Ole ging hin und sengte ihn mit der Flamme seines Feuerzeugs durch.

Als der Mann weg war, öffnete Ole den Mund, um Magda eine Frage zu stellen, etwas wie: »Arbeitest du schon lange im Notdienst?« Aber Magda kam ihm zuvor, indem sie ihn direkt ansah und fragte: »Geschieden?«

Anstatt verwundert zu sein oder brüskiert, antwortete er wie selbstverständlich: »Zehn Jahre.«

Der Fernseher war noch immer stummgeschaltet. Ole zog die Schuhe aus und hängte seine nassen Socken über die Heizung; jetzt, wo er gewissermaßen bekannt und in die Gemeinschaft derer aufgenommen war, die von diesem Weihnachtsabend nichts mehr erwarteten, fühlte er sich wie zu Hause. Gerade fing eine Sendung über schöne Landschaften an. Der Vorspann zeigte Impressionen aus Sizilien, von der portugiesischen Algarve, der dalmatinischen Adria, Andalusien. Sie waren mal in Málaga gewesen, Familienurlaub, er erinnerte sich aber nicht mehr gut daran. Er zog sich einen Stuhl heran und setzte sich hin.

Nach einer Weile drifteten seine Gedanken weg, und er sah zu, wie auf dem Fernsehschirm Bilder seiner beruflichen Karriere abfolgten. Sie zeigten ihn als Korrespondent im Nahen Osten, wo er von den brennenden Fronten der Gegenwart berichtete, Chronist im endlosen Epos von Hass und Gewalt, Seismograf der Epoche. In den heiligen Redaktionsräumen der

New York Times an der 8th Avenue war er ein und aus …

»Ich glaube, ich hab da was für dich«, sagte Magda zu ihm, indem sie sich zwischen ihn und seine Television schob.

Nur das Puzzle lag noch da, der dazugehörige Mann unterhielt sich bei der Kaffeemaschine. Die anderen beiden Männer waren weg. Draußen war es um ein paar Lux dunkler geworden. Ein Fensterladen am gegenüberliegenden Sanitätshaus knallte wieder und wieder gegen die Wand, bis er plötzlich aus den Angeln brach und geräuschlos in die wattige Straße hinabfiel. Der Puzzler sprach aufgeregt mit einem großen, noch ziemlich jungen Mann im Tarnfleck, der ebenfalls lautstark redete, gleichzeitig. Es sah aus, als stritten sie über etwas. Auf dem Bildschirm lief jetzt ein Märchenfilm in Schwarz-Weiß.

Ole stand auf und reckte sich, wobei ihm sein Hemd aus der Hose rutschte. Er bemerkte, dass er hungrig war.

»Gibt es hier irgendwo einen Imbiss?«, fragte er Magda.

»Eric! Komm doch mal!«, rief sie, statt zu antworten. Und an Ole gewandt: »Es gibt einen Notfall in Østermarie. Schwangere im Endstadium.«

Der Uniformierte unterbrach seine Unterhaltung und kam die paar Schritte zu Ole und Magda herüber.

Ole fiel auf – es war schwer zu übersehen –, dass er knallrote Handschuhe trug, während der Rest der Uniform in den üblichen Erdfarben gehalten war. Er hatte eine vorgewölbte Stirn und eng stehende Augen. Seine Zähne waren völlig unregelmäßig angeordnet, fast so, als habe sich nie jemand für sie interessiert.

»Eric hier ist beim Forsvaret. Die haben einen Truppenübungsplatz unten im Süden. Er hilft uns manchmal. Mann für besondere Aufgaben und so.« Sie lächelte ihm anerkennend zu, aber es war die Art Anerkennung, die eigentlich das Gegenteil bedeutet. Dessen ungeachtet war Eric sichtlich bemüht, nicht allzu geschmeichelt auszusehen.

»Eric, das ist ein Journalist aus Kopenhagen. Ole. Er wartet hier schon den ganzen Vormittag, dass ein Komet einschlägt oder so was. Das Schicksal hat euch hier zusammengeführt. Kannst du ihn mitnehmen?«

Eric sah empört von Magda zu Ole und wieder zurück. Nicht nur empört: erschrocken. »Auf keinen Fall. Auf gaaar keinen Fall«, sagte er und wollte sich schon wieder umdrehen. Magda hielt ihn an der Schulter fest.

»Eric, jetzt sei ein guter Junge, das war keine Frage. Der Mann ist extra den weiten Weg …«

»Das ist nicht mein Problem. Ist echt nicht mein Problem! Ich muss los jetzt.«

»Wo genau musst du denn hin?«

»Weiß nicht. Bei Østermarie. Ich hab hier die Geodaten.«

»Also nimmst du ihn jetzt mit?«

»Das geht nicht!« Es klang beinahe quengelig.

»Ich wollte sowieso gerade«, begann Ole und hob den Daumen unbestimmt über die Schulter wie der Sidekick in einer amerikanischen Sitcom.

Magda stellte sich Eric frontal gegenüber und schien ein paar Zentimeter größer zu werden. »Ich will, dass du diesen Mann mitnimmst, er ist sehr nett und macht gerade schweren Privatscheiß durch. Zeig mal ein bisschen Mitgefühl, Platz hast du ja wohl genug.«

»Worum geht's denn über …«, versuchte Ole probehalber.

»Keine Zeit«, sagte der Fähnrich, oder Feldwebel, oder was immer er war, betont autoritär; es klang so hilflos, dass Ole den Eindruck hatte, die Tür zur Mitfahrt stünde ihm nun ein gutes Stück offen. Allerdings hatte er keine Lust, sich bei diesem Wichtigtuer anzubiedern, auch wenn genau die Art Hochmut ihn da hingeführt hatte, wo er jetzt war.

»Wir müssten längst unterwegs sein«, sagte Eric nun, als sei die Verzögerung Oles Schuld. »Entweder Sie kommen mit, oder Sie lassen es bleiben.« Dabei griff er schon nach seinem Helm – einem Helm mit Kopfhörern und Headset, wie bei einem Hubschrauberpiloten – und zog den Reißverschluss seines Parkas zu. Die umgekehrte Reihenfolge wäre zweckmäßiger gewesen, denn so musste er den Helm zwischen die

Knie klemmen, es war das Gebaren eines Tölpels. Ole zuckte die Schultern und sah Magda an. Nicht unbedingt, weil er bei ihr Rat suchte, er wollte bloß nicht aussehen, als sei er dankbar für das Wohlwollen eines Tölpels. »Wenn man mich so nett darum bittet …«, sagte er.

Magda zuckte ebenfalls die Schultern und lächelte. »Oder du schreibst einen spannenden Bericht über meinen Weihnachtsbaum.«

Ole nahm seine Socken von der Heizung, schüttelte sie aus, zog Jacke und Schuhe über und verabschiedete sich von ihr.

Sie gingen durch die rückwärtige Tür hinaus auf den Parkplatz, auf dem, halb geborgen in dafür eigens bereitstehenden Garagen, die orangefarbenen Einsatzfahrzeuge des Rettungsdienstes standen. Keines von ihnen, nach den voll belegten Garagen zu urteilen, war ausgerückt. Dafür stand ein Schützenpanzer auf dem Parkplatz im Schnee, komplett mit Ketten und Kanone.

»Wir fahren mit dem Ding?«

»Wie?«, fragte Eric und hielt das Ohr in den Wind, ohne seine Schritte zu verlangsamen. Ole aber war stehen geblieben und hatte beim Drehen seiner Zigarette innegehalten, teils um seiner Frage Nachdruck zu verleihen, teils auch, weil es im Gehen und noch dazu bei dem heftigen Wind nichts werden konnte mit der Zigarette.

»Was soll das mit dem Panzer?«

Auch Eric blieb jetzt stehen. »Wohl Zivilist, wie?«

Ole unterdrückte ein Lachen. »Veteran, Jungchen«, sagte er dann trocken. »Hab mir in Basra die Beine wegschießen lassen. Also ein bisschen Respekt, wenn ich bitten darf.«

Eric stutzte. Es stimmte, der Mann ging seltsam; war es möglich, dass er tatsächlich ... Augenblicklich war ihm sein vorwitziger Kommentar peinlich. Selbst wenn der Mann Zivilist gewesen wäre: Was machte das schon! Aber nun war er noch nicht einmal Zivilist, im Gegenteil, er hatte Eric vermutlich Jahre an Einsatzerfahrung und dazu noch eine schwere Kriegsverletzung voraus – und er, Eric, mit gerade zwei Jahren Militärerfahrung, von denen er noch dazu fast die Hälfte in der Instandsetzung verbracht hatte, spielte sich auf, als würde er den Panzer für seine Privatzwecke nutzen, ja als würde er mit ihm durch die Gegend zockeln, wann immer er Besorgungen zu erledigen hatte oder zum Training musste ... Das war es doch wohl, was er dem Mann da so angeberhaft hatte vermitteln wollen: dass ihm die Armee in seinen Jahren treuen Dienstes nicht einmal nur zur zweiten, sondern zur eigentlichen Heimat geworden war und er sich seinen Kampfpanzer ausborgen konnte, wann immer er wollte. Hatte er das sagen wollen? Ja, hatte er. Plötzlich fühlte er sich bloßgestellt und fern jeder Überzeugung, wie er sie noch eine halbe Stunde zuvor gespürt hatte, als er sich von seinem Kommandanten Felix verabschiedet hatte.

»Das tut mir leid, Herr …«

»Ole.«

»Welcher Dienstrang?«

»Ganz weit über deinem, aber ich sprech da nicht so gerne drüber. Wegen dem Kriegstrauma. Verstehst du doch sicher.«

Eric nickte zögernd, ging um den Panzer herum und öffnete die hintere Luke zum Mannschaftsraum. Er achtete auf Oles Gang. Der Schreiberling bewegte sich langsam und so, als würde er auf Eiern laufen; es war aber schwer zu erkennen, da der Wind so stark geworden war, dass er an den Hosenbeinen zerrte, dazu der hohe Schnee. Allerdings, wenn ihm wirklich beide Unterschenkel amputiert worden waren, dann mussten das wirklich hoch entwickelte Prothesen sein, die er da hatte, ganz zu schweigen von der Reha. Aufwendig musste die gewesen sein, aufwendig und zeitintensiv und sehr, sehr teuer. Die Verletzung war ihm tatsächlich nur minimal, wenn überhaupt anzumerken.

»Da hinten ist es warm«, sagte Eric. »Sie kennen das ja.«

»Wo geht's denn überhaupt hin?«

»Das sind eigentlich vertrauliche Einsatzdaten«, sagte Eric.

»Vertrauliche … aber wenn wir ankommen, seh ich doch sowieso, wo wir sind.«

Eric beobachtete, wie Ole in den Mannschaftsraum kletterte und sich auf einen der Sitze fallen ließ. Der

Saum seines Hosenbeins rutschte herauf, und obwohl der Himmel sich ziemlich zugezogen hatte, konnte Eric ganz deutlich die Behaarung auf der weißen Haut erkennen. Das Schienbein war zu sehen, Fleisch, die ganze … Echtheit.

»Das ist keine Prothese«, sagte er zu Oles Beinen.

»Nein«, sagte Ole. »Das sind Beine.«

»Aber Sie haben gesagt, die wären Ihnen weggeschossen worden.«

Ole sah ihn einen Augenblick lang an. »Willst du mich verarschen?«

»Nein. Nein, Sie haben mich verarscht. Sie tragen überhaupt keine Prothese.«

»Kann es sein, dass deine Vorgesetzten dich aus einem bestimmten Grund zum Fahrdienst abkommandiert haben?«

Eric hielt dem Blick des Mannes stand. Seine Brille war getönt, auf den roten Wangen hatte er graugelbe Bartstoppeln. Er sah aus wie jemand, der in öffentlichen Schwimmbädern den kleinen Mädchen auf die Falte im Schritt stierte.

»Ich muss Sie nicht mitnehmen. Dass das mal ganz klar ist. Die Vorschriften …«

»Wo du gerade davon anfängst: Muss man nicht normal zu zweit sein, um mit dem Ding zu fahren?«

Eric drückte Ole einen Helm in die Hand. »Aufsetzen.« Er wog ab, ob er noch etwas sagen sollte. Schlimmer als die Tatsache, dass sich dieser vergilbte Typ über ihn lustig machte, war seine Behauptung, Veteran zu sein. Das war unehrenhaft und ohne jeden Anstand. Mit so etwas machte man keine Späße. Man konnte die Armee kritisieren, dachte Eric, man konnte enttäuscht sein, weil man sich unter Kameradschaft und gegenseitigem Respekt etwas anderes vorgestellt hatte. Aber die Armee war immer noch die Armee.

»Sind Sie schon mal mit so was gefahren?«, fragte Eric.

»Ständig«, sagte Ole.

»Also Helm auf und anschnallen«, sagte Eric und schlug die schwere Stahlklappe zu.

Er kannte solche Leute, dachte Eric, während er in den Führerstand des Panzers kletterte und seine Position hinter den Lenkhebeln einnahm. Leute, die sich um nichts scherten. Er sah das sofort. Es war traurig. Die Menschheit ging unter, und diese Leute standen daneben und machten sich darüber lustig. Auch das war jetzt nicht wichtig, ermahnte er sich; denn er gehörte immerhin zu den anderen. Zu den Anständigen. Zu denen, die wussten, was richtig war, und die es auch taten – egal welche Widerstände kamen.

Über ihm formierte sich ein grellrotes Inferno am Himmel: Wie wenn ganze Landstriche abgefackelt würden, loderte die sinkende Sonne hinter den Wolken und versuchte, die kommende Dunkelheit abzuwehren. Im Wetterbericht hatte er gehört, dass nicht nur Orkanböen von bis zu 130 km/h bevorstanden, sondern über den Wolken auch ein seltenes Naturschauspiel möglich war, eine Aurora Borealis. Er hatte noch niemals ein Polarlicht innerhalb Dänemarks gesehen, und außerhalb auch nicht, denn da war er noch nicht gewesen.

Einige Schneeflocken rieselten nach, als Eric die Luke über sich zufallen ließ und verriegelte. Er drückte den Startknopf, und das Dieselaggregat setzte sich schwerfällig in Bewegung. Eric wartete auf das Signal des Kommandanten, das den Gefahrenbereich freigab. Aber es gab ja gar keinen Kommandanten. Nur einen Gefahrenbereich.

Er zog und drückte die beiden Hebel in entgegengesetzte Richtungen und gab Gas. Der Panzer drehte sich auf der Stelle und erzeugte einen Schnee-Engel wie ein riesiges stählernes Kind. Die Straßen waren frei; er musste weder auf Trecker noch Autos noch Fahrräder achten, auch Fußgänger waren keine mehr unterwegs. Er scherte auf die Landstraße in Richtung Allinge ein; der Maschendrahtzaun, der den Parkplatz der Rettungsstelle von der Straße abgrenzte, konnte nicht rechtzeitig ausweichen, blieb in der Antriebskette hängen und wurde mitgeschleift wie die Schleppe eines Hochzeitskleides.

Der Straßenverlauf war so gut wie nicht mehr zu erkennen. Vor ihm erstreckte sich eine fast unterschiedslos weiße Ebene unter grauem Himmel, die allein von den paar Bäumen strukturiert war, die die Straße säumten. Aber schon bald würde es ganz dunkel sein, und die Bäume würde er dann kaum mehr sehen können. Sein Sichtfeld waren zwei Schießscharten, ansonsten musste er sich auf die Monitore verlassen.

Über Funk meldete sich die Leitstelle. Er wusste, was sie wollten, er musste jetzt ganz ruhig bleiben. Daran musst du immer denken, Eric: Du bist jetzt deine eigene Autorität.

»Ja, Eos hier, Lotse kommen.«

Er ließ den Offizier reden, konzentrierte sich aber auf die Straße vor ihm. Auch der Offizier musste einsehen, dass er das Richtige tat. Natürlich gab es Einsatzregeln, und natürlich waren sie sinnvoll und notwendig. Aber dies hier war ein Notfall. Wenn eine Frau ein Kind gebiert, dann ist das ein Notfall. Es konnte vorkommen, dass in Notfällen die Einsatzregeln gebeugt werden mussten.

»Unbekannt. Ich sagte doch schon, ich weiß es nicht. Er ist einfach verschwunden und nicht wieder aufgetaucht. Ich glaub, ihm ging's nicht gut. Over.«

Er musste sich konzentrieren. Es war sehr schwierig, in dem dichten Schnee die Spur zu halten. Er konnte jetzt den umständlichen und unnötigen Drohungen des Einsatzleiters nicht länger zuhören. Wenn das hier ein Notfall war, dann konnte ihn keine Drohung davon abbringen, dass er das Richtige tat.

»Negativ. Ich gefährde niemanden«, sagte er. »Wenn der Kommandant in einem Gefecht fällt, dann geht der

Fahrer auch nicht einfach nach Hause. Der Kampf ist erst aus, wenn er aus ist. Over.« Natürlich war dies hier kein Kampf. Das wusste er selber. »Aber für die Frau schon, für die Frau ist es ein Kampf. Und für das Kind auch. Sie brauchen jemanden an ihrer Seite.« Er verstand nicht, warum der Einsatzleiter angesichts dieser Argumente noch immer diskutieren wollte. Wenn das hier ein Notfall war, dann beging er keine Regelverletzung, sondern vollbrachte eine Heldentat. Menschen gegen einen ausdrücklichen Befehl retten, das war zwar Befehlsverweigerung, aber trotzdem eine Heldentat. Der Einsatzleiter hatte keinen Grund, daran zu zweifeln, dass es hier wirklich um eine solche Tat ging. Und für eine Heldentat wird man nicht bestraft, sondern gefeiert. In den Zeitungen ganz Dänemarks werden Artikel gedruckt über das Verantwortungsbewusstsein und die Courage des Helden, und vor seiner mutigen und selbstlosen Leistung würde das ohnehin geringfügige Dienstvergehen ganz bedeutungslos werden. Jetzt, in diesem Augenblick, war er solch ein Held auf dem Weg zu seiner Tat. Menschen, die ihn daran zu hindern versuchten, waren automatisch nicht nur Gegner, sondern eine Bedrohung. Er drehte die Leitstelle ab.

»He, Sie Journalist, kommen. Hören Sie mich? Wie geht's Ihnen da hinten. Over.«

»Hier stinkt's nach Diesel. Gibt's die Dinger nicht auch mit Elektro inzwischen?«

»Sie müssen zum Schluss immer ›Over‹ sagen. Over.«

»Okay. Warum denn?«

»Damit ich weiß, dass sie fertig sind mit Sprechen. Over.«

»Erkennt man das nicht daran, dass ich mit Sprechen aufhöre?«

»Für was für eine Zeitung schreiben Sie? Over.«

»Sag mal, hast du die Karre wirklich geklaut? Hab ich das richtig verstanden?«

Das war natürlich eine rhetorische Frage. Ole hatte ausgezeichneten Empfang gehabt, was nicht zuletzt daran lag, dass der Simpel, der ihm etwas über Funkdisziplin beibringen wollte, vergessen hatte, Oles Kopfhörer stummzuschalten. Leider hatte er ihn erst aufgesetzt, als die Unterhaltung mit der Leitstelle schon fast vorbei gewesen war.

Eric brauchte eine Weile, um sich zu sammeln. »Wieso haben Sie mich belauscht? Over.«

»Du kannst Fragen stellen. Weil ich für Russland spioniere natürlich.«

Die Leitung rauschte, Ole konnte richtig die Zahnräder knirschen hören. Es war nicht so, dass er Genugtuung verspürte; der Simpel interessierte ihn überhaupt nicht. Aber die Sache mit dem Panzer war schon spannend, keine Frage. Scheiß auf human und interest – wenn der Panzer wirklich geklaut war, dann hatte er eine Geschichte. Natürlich war auch die Schwangere eine Geschichte, aber mit einem geklauten Panzer wurde etwas Größeres daraus, etwas, das die Headhunter aufhorchen ließe. Mit einem geklauten Panzer hatte seine Anwesenheit hier plötzlich einen ganz anderen Sinn. Er korrigierte sich: hatte seine Anwesenheit hier *überhaupt* einen Sinn.

»Warum hast du den Panzer geklaut?«

»Ich habe den Panzer nicht geklaut. Sie wissen überhaupt nicht, was hier läuft.«

»Dann klär mich doch kurz darüber auf, was hier läuft.«

»Wir müssen eine Schwangere retten. Eine schwangere Frau. Over.«

»Gut, dass du das dazusagst.«

»Es geht um Leben und Tod. Over.«

»Das ist ja an Dramatik kaum zu übertreffen.«

»Sie können nicht einfach das ›Over‹ am Ende weglassen. Over.«

»Und du darfst nicht ohne Kommandant fahren. Ich kenn mich aus, schon vergessen?«

»Sie sind überhaupt nicht beim Militär.«

»Ich hatte zwölf Monate Grundwehrdienst.«

»Ich hatte einen Kommandanten. Over.«

»Und ich hatte mal eine Kaffeeplantage in Afrika.«

Wieder blieb es eine ganze Weile still. Die Ketten links und rechts dröhnten durch die dicken Stahlplatten; trotz des Lärms, den er eher tief im Bauch spürte, als dass er ihn hörte, konnte er sich denken, dass der

Schnee den Hauptteil des Dröhnens und Rumpelns schluckte. Die verschraubten Sitze, die Halterungen für allen möglichen Kram, die eingebauten Schränke und Spinde, alles klapperte, und daraus schloss Ole, dass sie ziemlich schnell fuhren, vielleicht sogar mit Höchstgeschwindigkeit.

»Hast du wenigstens einen Führerschein für das Ding?«

»Natürlich habe ich einen Panzerführerschein. Over.«

»Und was ist nun aus dem Kommandanten geworden?«

»Wir erreichen gleich unseren Ankunftsort. Over und out.«

Die Leitung blieb still, aber die Fahrt dauerte an; sie wurde nicht einmal langsamer. Ole hätte gern aus dem Fenster gesehen oder auch die Luke geöffnet, aber das hätte seiner Orientierung wohl kaum weitergeholfen. Er hatte schon vor langer Zeit aufgehört, seine jeweilige Lage zu kommentieren; stattdessen versuchte er meist, sich mit ihr zu arrangieren, noch bevor sie eintrat. Hier hinten war es warm, und gegen den Hunger half die noch gut halb volle Flasche Magenbitter, die er sich am Vormittag wohlweislich eingepackt hatte. Er würde heute Abend vermutlich nichts mehr zu essen bekommen, sofern er nicht durch irgendeine unvorhersehbare Wendung der Geschichte, die ja immerhin nicht ausgeschlossen war, an einer Festtafel landete, wo gutherzige Landbewohner ihn mit einem knusprigen

Schweinebraten oder zumindest etwas Heringssalat bewirten würden. Ole erwartete das aber nicht, mit dieser Haltung war er in letzter Zeit gut gefahren. Er lebte im Hier und Jetzt. Hier war Bornholm und jetzt der Heilige Abend, und er ließ sich in einem Schützenpanzer durch den Schnee kutschieren.

Früher, als er beim Durchstreifen der unsichtbaren Geheimgänge und Schatzkammern seiner Geschichten noch diese typische gebannte Aufregung vor dem Unerforschten empfunden hatte, früher hatte er bereits mit dem Schreiben angefangen, als er noch mitten im Erleben steckte – nicht die endgültige Fassung, aber doch bereits umfangreiche Notizen und ganze Sentenzen, die ihm in ihrer zupackenden Unmittelbarkeit oft so gelungen erschienen waren, dass er sie unverändert in den Text übernommen, ja, sein Thema ganz nach ihnen ausgerichtet hatte, so als könne er durch seinen Text den Ausgang der Ereignisse bestimmen. Dadurch waren ihm sein Erleben und die Ausbeutung seiner Erlebnisse eins geworden; seine Art zu gehen war untrennbar verbunden mit dem Beobachten seiner Schritte.

Inzwischen fühlten sich all seine Erlebnisse, sofern er überhaupt welche hatte, wie etwas an, das er vor langer Zeit schon einmal irgendwo gelesen hatte.

Sie hatten angehalten. Schon eine ganze Weile war die Leitung zwischen Eric und ihm still geblieben. Ole vermochte nicht zu sagen, ob sie angekommen waren;

unter dem brüllenden Motorengeräusch war weder etwas zu hören, noch war irgendeine Bewegung wahrzunehmen. Er versuchte, das Eingangsschott zu entriegeln, aber er schaffte es nicht oder glaubte, dass es ohnehin nicht möglich sei; letztlich lief das auf dasselbe hinaus.

Er nahm noch einen Schluck und drehte sich eine Zigarette. Wenn der Simpel den Panzer einfach abgestellt hatte und verschwunden war und wenn Ole sich weiterhin so dämlich dabei anstellen würde, den Einstieg zu entriegeln, würde er hier drinnen erfrieren. Seiner Teilnahmslosigkeit bei diesem Gedanken merkte er an, dass das nicht geschehen würde.

Tatsächlich öffnete sich eine Weile später das Schott. Sofort packte der Wind die schwere Stahltür und riss sie auf. Ein ohrenbetäubendes Heulen erfüllte den Raum, und eine ganze Schubkarrenladung Schnee wurde hineingepustet wie von einem monströsen Gebläse. Ole hatte schon die ganze Zeit über pinkeln müssen, aber jetzt überlegte er es sich anders. Der Wind war so stark geworden, dass er befürchtete, sich nicht einmal auf den Beinen halten zu können, und wenn doch, dann von den Schneemassen erschlagen zu werden, die sich auf den umstehenden Bäumen angesammelt hatten.

Ole konnte in Umrissen zwei Gestalten erkennen, die in der Dämmerung zum Schutz vor der feindlichen

Witterung die Köpfe gesenkt hielten. Eine von beiden war Eric, die andere, eine Frau, stieg nun ein und nickte ihm knapp zur Begrüßung zu. Eric versuchte sofort, die Klappe hinter ihr zu schließen, bekam sie aber nicht gegen den Wind gestemmt. Ole trat an die Öffnung und versuchte, ihm von innen zu helfen. Durch den dichten Schneefall hindurch konnte er ein erleuchtetes Landhaus erkennen, dessen gesamte Frontseite verglast war; es sah aus wie ein Eispalast, der im Außenlicht der Einfahrt golden auflohte. Ein Mann stand im ersten Stock am Fenster, Herrscher einer einsamen Galaxie. Er sah zu ihnen hinüber, in der Hand ein Glas, und beobachtete sie; dann wandte er sich ab.

Die Klappe forderte seine ganze Aufmerksamkeit, auch die Frau half nun, das schwere Teil zu schließen. Ole begriff zum ersten Mal wirklich, wie Luftmassen es anstellen konnten, Schiffe über den Ozean zu schieben und Hausdächer abzutragen: Eine unfassbare Gewalt schlief in dem scheinbaren Nichts, das die Menschen umgab.

»Haben Sie hier drin etwa geraucht?«, rief Eric gegen das Tosen des Sturms durch den Spalt, zu dem die Öffnung schon geschrumpft war. »Sie dürfen hier drinnen nicht rauchen.«

»Du hast mich eingeschlossen! Over!«

»Hab ich nicht. Sie müssen doch nur hier den Ring und da den Hebel.«

Endlich schafften sie es, die Klappe zuzuschlagen;

hörbar rastete sie ein, und es war wieder Stille. Einige Flocken tanzten noch durch die Luft. Tatsächlich, jetzt erkannte Ole den Verriegelungsmechanismus.

Er sah zu der Frau, die sich inzwischen auf den Platz schräg gegenüber seinem gesetzt hatte; das funzelige Licht über ihr erhellte jetzt ihr Gesicht. Die Mütze hatte ihre dunklen Haare verwuschelt, die Haut darunter war glatt und blass, beinahe durchsichtig. Sie zog ihre Handschuhe aus und bog kurz die Daumen beider Hände bis zu den Handgelenken hinunter, wie um sich zu lockern. Im Gegensatz zu dem feinen Gesicht waren die Hände stark und sehnig wie die einer Arbeiterin. Auf dieselbe Weise, wie er kurz zuvor die Macht des Windes begriffen hatte, sinnierte er jetzt über Schönheit und Grazie. Die aufgeplatzten, fadenscheinigen Sitzbezüge, mit denen er sich noch eben bedenkenlos abgefunden hatte, überhaupt das kalt Funktionale des Raumes, dem jeder Sinn für Anmut fehlte, kamen ihm plötzlich als im Grunde beschämend zu Bewusstsein. »Holla«, sagte er.

»Hallo«, sagte Tamara und lächelte.

Sie roch nicht nur den Qualm, sondern auch den Alkoholdunst, als er sich an ihr vorbei zu seinem Sitz drängte. Die etwas eingefallenen Wangen, die die Augen hervortreten ließen, und mehr noch sein stechender Blick hätten sie in einer U-Bahn veranlasst, sich unauffällig einen anderen Platz zu suchen. Mit der U-Bahn war sie allerdings zuletzt während ihrer Zeit am Drama Centre in London gefahren.

»Da beschlagen einem glatt die Brillengläser«, sagte Ole und wischte die Gläser mit seinem Hemdzipfel. Sie glaubte im ersten Moment, sich verhört zu haben; es war laut geworden, der Panzer fuhr los. Fast instinktiv griff sie zu dem Helm samt Kopfhörer, auf den Eric sie hingewiesen hatte. »Wie bitte?«

»Na ich meine, ist mollig warm hier, nicht? Ich …« Er brach ab.

»An die Eos-Besatzung: Alles klar da hinten? Kannst du mich hören, Tamara? Over.« Sie hörte Erics Stimme klar und deutlich.

»Ist das ein … wie nennt man das? Offener Kanal oder so?«

»Wir können uns miteinander unterhalten, wenn du das meinst. Over.«

»Man muss am Ende immer ›Over‹ sagen«, kam es von Ole.

Eric sprach weiter: »Ich kann bei dem Wetter nicht sehr schnell fahren, und wir haben mit Hindernissen zu rechnen. Also wird es ein bisschen dauern. Over.«

»Was für Hindernisse?«, fragte Tamara. Nicht weil Ole es gesagt hatte, sondern weil Eric, der immerhin der Fahrer war, diese Endung benutzte, fügte sie hinzu: »Over.«

»So ist es richtig«, sagte Ole spöttisch und stieß ein kehliges Altmännerlachen aus.

»Umgestürzte Bäume, Schneeverwehungen, so was. Ich versuche, die zu umfahren, aber ich kann kaum was sehen. Es kann holprig werden. Schnallt euch lieber an. Over.«

»Danke«, sagte sie. »Machen wir.«

»Ihr braucht übrigens keine Angst zu haben, ich kenne jeden Winkel auf Bornholm. Niemand kennt sich auf der Insel so gut aus wie ich. Also keine Angst.«

Tamara lächelte über seine eifrige, dabei etwas ungelenke Rede, und sofort schalt sie sich dafür: Er hatte eben seine eigene Art. Sie fragte sich, ob die beiden sich kannten, Eric und Ole. Vielleicht waren sie Freunde oder Kollegen. Allerdings hatte Eric von ihm als »Schreiberling« gesprochen, bevor sie eingestiegen war; sie konnte sich eigentlich nicht vorstellen, dass er einen Journalisten kannte.

»Gibt es übrigens was Neues? Ich hab's ein paarmal versucht, aber sie ging nicht dran. Over.«

»Negativ«, sagte Eric. »Over und out.«

Noch vor ein paar Minuten hatte Tamara vor dem knisternden Kamin gesessen und auf den Fahrdienst gewartet, so wie man auf Rettung nach einem Bergunglück wartet. Sie waren seit Tagen eingeschneit gewesen. Lebensmittel hatten sie genug, der Keller war voller eingelagerter Kartoffeln, Äpfel und Kohl, sie könnten Monate davon leben. Das Problem war nicht die Verpflegung, sondern die Stille im Haus. Die meiste Zeit über glich es einem Mausoleum, nur die wispernden Geräusche der Computertastatur waren aus Jaspers Arbeitszimmer zu hören.

Schon in normalen Wintern wurden die Tage lang, hier auf Bornholm, auch wenn kein Schnee lag. Die Touristen waren fort, mit ihnen die Märkte und Lebendigkeit. Im Sommer war Bornholm ein fantastisches Auenland, in dem die Brandung an der schroffen Felsküste zersprang und die geschwungenen Wiesen so intensiv grün leuchteten, als hätte denmark.dk mit der Bildbearbeitung übertrieben. Doch im Winter verließ einen all das, die prallen Farben verblassten, es war, als würde die Zeit nicht nur die Fotos, sondern die Wirklichkeit selbst bleichen. Die Farben mussten dann von innen kommen. Ihre Freunde hatten inzwischen Kinder; trotz allem liebte sie es, sie um sich zu haben, wozu hatten sie ein riesiges Haus. Doch Jasper zog es immer mehr vor, ihrem gemeinsamen Leben, das er doch so prächtig ausgestattet hatte, fernzubleiben wie Jay Gatsby seinen eigenen Partys. Er verbreitete Einsamkeit wie einen Odem, der auch sie traf. Über die Feiertage war es besonders schlimm: Seine Familie lebte auf der Insel, sie war sogar der Grund, weswegen er hierher hatte zurückkehren wollen. Doch statt hyggelig zusammenzusitzen, weigerte er sich nun, sie zu besuchen, und so erstarrte zusehends das Leben zwischen ihnen, wie wenn ein später Frost die voreiligen Triebe der Radieschen im Schlaf erstickte.

Ole starrte sie an. Gegrüßt hatte man bereits, zumindest sie; weiter fiel Tamara nichts zu reden ein. Obgleich Eric seinen Namen erwähnt hatte, fragte sie: »Entschuldigung, wie ist Ihr Name noch mal?«

»Ole.«

Mehr sagte er nicht, gewonnen war also nichts, stattdessen ein Gran Selbstachtung verloren. Sie war nicht für die Unterhaltung hier zuständig. Plötzlich spürte sie Hitze, überall, hauptsächlich aber auf ihren Wangen und an den Ohren, etwas, das sonst nur vorkam, wenn sie sehr scharf aß oder mit Jasper stritt, und dann verließ sie meist das Zimmer, damit er es nicht sah. Das war jetzt nicht möglich, also öffnete sie ihren Filzmantel. Sie brauchte Luft. Es war immer entmutigend, streiten zu müssen, und der einzige Grund, warum sie bei Jasper mit all ihren deeskalierenden Angeboten scheiterte, war der, dass er sie scheitern lassen wollte. Er war wütend und frustriert, er erging sich in unnützen und destruktiven Gefühlen, als sei das ein schöner Selbstzweck, und je deutlicher sie ihn daran erinnerte, dass er darüber eigentlich schon lange hinaus gewesen war, dass sie *beide* darüber lange hinaus gewesen waren, desto wütender und frustrierter wurde er.

Sie bemerkte, wie Ole ungeniert auf ihren offenen Mantel sah, just auf den Spalt, der entstanden war und den Blick freigab auf ihren … ja, worauf eigentlich? Sie trug den Mufflonpullover. Da gab es nichts zu sehen außer dicker grauer Wolle. Konnte er nicht einfach woanders hinsehen? Er starrte weiterhin auf die Stelle, sah ihr dann ins Gesicht, als suche er dort eine Gebrauchsanweisung, und setzte das Starren fort. Sie wusste, was er dachte, sah die Bilder wie in einem Film – eine Frau in Winterkleidung, darunter aber nackt wie unter einem Röntgengerät – und hätte den Panzer am liebsten sofort wieder verlassen.

Wider ihren Ärger zwang sie sich zu lächeln. Sie kramte in ihrem Rucksack und holte einen Apfel heraus. Wortlos bot sie Ole einen an; der schüttelte den Kopf und starrte weiter.

»Ole«, sagte sie mit möglichst leichter Stimme. »Kann es sein, dass Sie mich ansehen?«

Sein Blick, erschreckt und ertappt, schnellte eine Etage höher und traf ihre Augen. Es war klar, dass er den Grund ihrer Empörung begriff, obwohl ihre Worte darüber nichts gesagt hatten.

»Du bist gar nicht schwanger«, sagte er und lehnte sich zurück.

»Und Sie sind ein ziemlicher … Beobachter.«

»Ich habe dich nicht beobachtet.« Der Satz klang abweisend, fast aufgebracht. »Warum bist du nicht schwanger?«

Tamara verlor, soweit man so etwas von sich selbst sagen kann, kaum jemals die Fassung. Ihre Therapeutin Lone hatte vor Kurzem zu ihr gesagt: Du bist wie ein Leuchtturm. Ein runder, wo die Brandung keine

Angriffsfläche findet. Sie wird einfach drumherum geleitet, den Leuchtturm stört das nicht, er sendet einfach weiter Licht in die Dunkelheit. Sie war tatsächlich dieser Leuchtturm. Sie bildete sich nichts darauf ein, sie war einfach nie anders gewesen. Warum aber musste dieser Mann, der rein gar nichts von ihr wusste, jetzt die einzige Frage, die einzig *mögliche* Frage stellen, die sie um ihre Fassung brachte? Er wusste nichts von ihr, vermutete weder Drama noch Katastrophe, er bohrte nur aufs Geratewohl in einer Wunde, von der er nicht wissen konnte, dass es sie gab.

Kein Grund, sich zu rechtfertigen. Eine Psychologin muss nicht selber hochbegabt sein, um bei einem Kind Hochbegabung zu diagnostizieren. Ein Onkologe den Krebs nicht im eigenen Körper besiegt haben. Ein Bestatter nicht gestorben sein. Die Leute verlangten eigene Erfahrung, Tamara verstand das. Aber die Leute vergaßen, dass jedes Kind anders ist. Niemand kann über jede mögliche Erfahrung verfügen, niemand, nicht einmal eine zehnfache Mutter. Sie nahm es den Menschen nicht übel, dass sie etwas von ihr verlangten, das niemand erfüllen konnte. Sie wollen vertrauen. Traut man einem Finanzberater, der nicht selber reich ist?

»Ich bin nur die Hebamme.«

Es ruckelte ein paarmal heftig, dann ging die Fahrt ruhiger weiter. Ihre Scham verging langsam, die Hitze wich aus ihrem Kopf.

»Ich dachte, du wärst die Schwangere!«

Tamara wusste nichts zu sagen; immerhin hatte Ole jetzt den Blick abgewendet.

Er *hatte* sie angestarrt.

»Das Wetter ist ziemlich übel«, sagte Eric. »Wenn ihr da hinten was sehen wollt, könnt ihr einen von den Monitoren einschalten. Ich weiß nicht, ob die Kameras funktionieren, aber ihr könnt es mal versuchen. Over.«

Tamara sah den Monitor ihr gegenüber, stand auf und schaltete ihn ein; er hatte nur einen einzigen Schalter. Ein waagerechter Lichtstreifen wanderte von oben nach unten über die Dunkelheit, dann erschien – Schnee.

»Eric?«

»Ja? Over.«

»Ich weiß nicht so recht, was der Monitor zeigt. Es ist zu dunkel draußen. Kannst du überhaupt etwas sehen? Over.«

Tatsächlich sah Eric jetzt, in der Dunkelheit, besser als noch in der Dämmerung. Er hatte Restlichtverstärker und eine Wärmekamera, beides funktionierte gut und lieferte ihm auf seinen Monitoren zumindest ein Bild von großen oder verletzlichen Hindernissen. Alles andere war nicht so wichtig. Vermutlich hatte er schon mehrere der Verkaufsstände platt gewalzt, die in den wärmeren Monaten Beeren oder selbstgemachten Honig bereithielten. Jetzt waren es bloß leere Bretterbuden. Sie waren schnell wieder aufgebaut, sobald der Schnee getaut sein würde.

Natürlich hätte er mit einem Kommandanten noch mehr gesehen, immerhin hätte der auch Sicht nach hinten und nach links und nach rechts gehabt, alles Bereiche, in denen wichtige Dinge passieren konnten. Eric hingegen sah auf seinen beiden Monitoren nur den Ausschnitt, in den er sich unmittelbar hineinbewegte. Das Weiß bildete eine leuchtende Unterlage jenseits der Sehschlitze, das GPS malte darauf Wälder, Flüsse und Wege. Im Augenblick steuerte er querfeldein über ein Feld. Es war nicht auszuschließen, dass er den einen oder anderen Zaun geschreddert hatte, allerdings würde der Sturm weitaus mehr zerstören als nur ein paar Zäune. Die Apokalypse brach über die Insel herein. Er hatte das gewusst. Er war der Einzige, der sich noch fortbewegen konnte, der überhaupt noch handlungsfähig war. Die Einfältigen mögen weniger im Kopf haben, dachte er, aber dafür lässt sich eine kleine Herde besser zusammenhalten als eine große.

»Ich sehe alles. Over.«

»Guter Soldat«, hörte er Ole sagen.

Eric konzentrierte sich weiter auf seine Instrumente. Er verstand nicht, was der Schreiberling hatte. Mittlerweile war er überzeugt, dass er niemals in seinem Leben gedient hatte, im Gegenteil. Er wird sich vor dem Kriegsdienst gedrückt haben, dachte Eric, er wird irgendeine Schnöselschule besucht und dann seine Zeit in Studentenbars mit Klugscheißerkommentaren totgeschlagen haben, und damit hat er nie aufgehört, bis heute.

»Ich kann hier alles sehen, ich habe die Lage unter Kontrolle! Over!«

»Bestimmt wählen sie dich zum Grenadier des Jahres«, sagte Ole.

Eric hörte nicht hin, er hatte einen eingebauten Schalter für so etwas, und apropos Schalter: Es gab doch noch die Scheinwerfer.

»Siehst du jetzt besser, Tamara?«

Sie starrte auf den Monitor, als sei da das überwältigende Licht einer blauen Stunde zu sehen. Aber so sehr sie auch die Augen zu Schlitzen verengte und die Stirn in Falten legte, da war nichts zu erkennen außer weißes Rauschen; kein Haus, kein Hügel, nichts.

»So ein Haus habe ich noch nie gesehen«, sagte Ole unvermittelt. »Das ganze Glas. Nicht übel.«

»Danke«, sagte sie und lächelte, obwohl das Kompliment, wenn es eines war, nicht einmal ihr galt. »Es war mal ein Gutshaus. Wir haben es umgebaut.«

»Das muss ein Vermögen gekostet haben.«

»Ja. Muss es wohl.«

»Scheint nicht dein Geld gewesen zu sein.«

Ihr gefiel nicht, wie er redete. Warum musst du ihm auch von dir erzählen, dachte sie. Allerdings, wenn sie gar nicht miteinander sprächen, würde die Stimmung in diesem absurden Gefährt noch unangenehmer werden. Unangenehme Stimmung hatte sie zu Hause genug.

»Mein Mann ist … oder war … Fondsmanager.«

»Du kommst nicht aus Dänemark, oder?«

»England.« Sie konnte sehen, dass das nicht die Antwort war, mit der er gerechnet hatte. Zu ihrer Überraschung beließ er es aber dabei.

»Banker in der City«, riet Ole. »Hat nach dem Crash hingeschmissen. Und eine fette Abfindung mitgenommen. Richtig?«

Tatsächlich ging das nicht weit an der Wahrheit vorbei. Nach der Krise war es plötzlich noch viel einfacher geworden, sich selbstständig zu machen: Immobilien waren noch immer günstig zu haben, die Kredite für Kauf und Sanierung ebenfalls.

»Was er tut, kann er von überall aus tun.«

»Und das wäre?«

»Häuser kaufen.«

»Wie beim Monopoly.«

Sie lächelte, statt zu antworten.

»Eurer Glasfront nach zu urteilen spielt er ziemlich gut.«

Ja, das tat er wohl. Er spielte gut. Er spielte so gut, dass er kaum jemals davon loskam.

»Was macht ihr hier? Auf einer Insel zwischen Felsen und Schweinen? Ein *Master of the Universe*?«

»Er ist hier aufgewachsen. Seine Familie lebt hier.«

»Ein sentimentaler Banker? Dass es so was noch gibt.«

»Ich würde ihn nicht sentimental nennen. Eher heimatverbunden. Und ein Familienmensch.«

»Aha. Und du nicht? Oder warum bist du nicht bei deiner Familie?«

Sie wünschte, er könnte sich seinen herausfordernden Tonfall sparen. Und die versteckte Sondierung nach ihren Kindern.

»Ich habe Bereitschaft«, sagte sie.

»Und? Bist du bereit?« Er grinste, wie um seiner Frage irgendeinen Doppelsinn zu geben, über den sie lieber nicht nachdenken wollte.

»Ich feiere Weihnachten ohnehin nicht. Meine Eltern stammen aus dem Iran, also …«

»Ach, eine Muslima. Sieh mal an.«

Sie lächelte und wartete ab, was noch kommen würde. Gehört hatte sie schon alles; es war nicht wichtig. Er mochte sie sehen, wie er wollte. Vielleicht war er ja sogar ein netter Mann. Allerdings gab er sich Mühe, es möglichst niemanden merken zu lassen.

»Was denn? Darf man das jetzt auch nicht mehr sagen?«

»Warum sollte man denn nicht ›Muslima‹ sagen dürfen?«

»Du hast so geguckt.«

»Das war mir nicht bewusst. Wie denn überhaupt?«

»Und was feiert ihr dann so? Statt Weihnachten?«

»Ihr?« Sie hob die Augenbrauen. Ihre Eltern hatten als Ärzte in London gearbeitet, wohin sie nach der Revolution geflohen waren. Das einzige Detail im Leben ihrer Familie, das entfernt mit der Scharia zu tun hatte, war die Tatsache, dass weder ihre Mutter noch ihr Vater jemals Alkohol getrunken hatten. Für islamische Festtage war sie absolut keine Expertin.

Sie schwiegen.

»Was macht denn so eine Hebamme überhaupt?«

Er schien sich in seiner Ecke wohlzufühlen. Auf seinem Schoß hielt er eine Flasche umklammert, aus der er zwar nicht trank, sich aber scheinbar unablässig versichern musste, dass sie noch vorhanden war. Er wirkte nicht, als wäre er erst kurz vor ihr in diesen Panzer gestiegen, sondern als lebte er schon sehr lange hier und betrachtete es gewissermaßen als sein Hausrecht, nach Gutdünken Fragen zu stellen, deren Antworten er schon zu kennen meinte. Nicht sein anmaßender Tonfall, den er schon die ganze Zeit über kultivierte, rief nun zum ersten Mal Ärger in ihr hervor, sondern die selbstgerechte Annahme, es gebe solch einen privaten Rückzugsraum, in dem man vor sich und anderen immer ganz fraglos Recht behielt.

»Was eine Hebamme macht? Ist das Ihre Frage?«

»Ich dachte immer, die Hominiden kommen seit fünfzehn Millionen Jahren auch ohne zurecht.«

»Waren Sie schon mal bei einer Geburt dabei?

»Doch. Sicher.«

»Und ist Ihre Frau ganz ohne fremde Hilfe durch die Geburt gegangen?«

»Also … damals mussten die Männer ja noch draußen bleiben.«

»Glauben Sie, das ist es, was Hebammen tun: Die Männer rausschicken?«

Er sah sie bloß an; offensichtlich wollte er die Frage nicht beantworten. Vielleicht war er durch ihr Insistieren beleidigt, vielleicht dadurch, dass sie hartnäckig dabei blieb, ihn zu siezen, obwohl das, wie sie schnell gelernt hatte, hier das ultimative Zeichen dafür war, dass man mit jemandem nichts zu tun haben wollte. Seine Augen hinter den leicht getönten Gläsern verengten sich für einen Moment, dann hatte er sich wieder gefangen. »Ich will ja bloß wissen, was du so machst. Ich muss schließlich über dich schreiben.«

»Ich bin nicht so interessant, dass man über mich schreiben müsste«, sagte Tamara.

Er lachte, nahm die Brille ab und wischte sich mit dem Handrücken über die Augen.

»Nein, das bist du wahrscheinlich nicht. Es interessiert sich auch niemand für dich persönlich. Nur für das, was du tust. Und auch nur dann, wenn ich meine Sache gut mache. Nichts für ungut.«

Sein verletzender Tonfall zielte vermutlich gar nicht auf sie, sondern auf irgendetwas anderes. Sie spürte, dass Ole mit aller Kraft um etwas gekämpft und schließlich verloren hatte. Jetzt konnte er nur noch auf die Kleineren losgehen.

»Sie werden sicher etwas Interessantes schreiben«, sagte sie. »Es ist ja ein dankbarer Stoff.«

»Was ist ein dankbarer Stoff?« Er sparte sich die Hebung am Ende der Frage, wohl um sie noch gelangweilter klingen zu lassen. Das gelang ihm aber nicht; sie hörte die Aggression in seiner Stimme sehr deutlich.

»Na ja. Eine Schwangere in einer einsamen Hütte, Schnee, das Ganze auch noch am Heiligen Abend … das klingt doch nach einer spannenden Geschichte.«

»Kommt dir das nicht auch ein bisschen abgeschmackt vor? Kitschig? Vielleicht?«

»Aber es ist doch die Realität.«

»Die Realität ist das, was ich daraus mache.«

Sie lachte. »Im Ernst: etwas, das tatsächlich geschieht, kann doch gar nicht von sich aus kitschig sein.«

»Vielleicht ist es ganz gut, dass ich die Geschichte schreibe und nicht du.«

»Sie geben sich keine große Mühe, besonders bescheiden zu wirken, oder?«

»Dein Wirklichkeitsverständnis scheint mir direkt aus einer Vorabendserie zu kommen. Tut mir leid, das sagen zu müssen.«

»Mein … wow. Sie kennen mich überhaupt nicht.«

Er hob die Hände vor den Körper. »Meine Meinung. Sorry.«

»Sie müssen sich nicht dafür entschuldigen, eine Meinung zu haben. Bloß mitteilen müssen Sie sie ja nicht unbedingt.«

»Ich sage, was ich denke.«

Tamara überlegte, wann sie zum letzten Mal mit jemandem zu tun gehabt hatte, der so unbedacht negative Wertungen, Urteile und sogar Vorurteile verbreitete. In ihrem Freundeskreis sprach niemand so. Niemand auf der Insel, schien ihr, hatte jemals so mit ihr gesprochen, seit sie hier lebte. Das war eine Art, zu denken und zu reden, die ihr rüde und rücksichtslos vorkam und überaus … veraltet. Sie spielte mit dem Gedanken, ihm das zu sagen, doch dann wurde daraus: »Wie lange müssen wir noch fahren, Eric? Over.«

Das Gespräch der beiden war ein wenig wie Radiohören. Auch da achtete Eric nicht auf den Inhalt. Was ihn beruhigte, war vielmehr der Klang der Wörter und überhaupt die Tatsache, dass gesprochen wurde. Er war viel alleine gewesen in letzter Zeit. Es ist nicht gut, dachte er, zu viel alleine zu sein. Man entwickelt Marotten. Zum Beispiel, sich in der Öffentlichkeit am Hintern zu kratzen oder in der Nase zu bohren. So etwas konnte nicht passieren, wenn man in einer glücklichen Beziehung lebte, besser noch in einer richtigen Familie. Da war man ständig unter Leuten, beim Einkaufen, beim Kinderarzt oder am Wochenende auf einem Sommerfest vom Autohaus Tronsby, wo eine Hüpfburg aufgestellt war und ein Hot-Dog-Wagen und wo im Gemeindezentrum von Allinge der große Trödelmarkt stattfand einmal im Jahr. Wenn man zu solchen gesellschaftlichen Anlässen und Empfängen regelmäßig hinging, dann konnte es einem nicht passieren, dass man eigenbrötlerisch und seltsam wurde, denn man wäre ein anerkanntes Mitglied der Gemeinschaft und hätte ein Ansehen, das man pflegen musste. Im Grunde war das schon das ganze Geheimnis: nicht zu viel alleine zu sein. Deswegen war es gut, einige Jahre bei der Armee zu verbringen, denn da lernte man, was Kameradschaft war und wie man seine Stube sauber hält, auch wenn die Kameraden noch so pingelig sind und übertriebene Vorstellungen davon haben, was Sauberkeit und wozu sie gut ist. Die Armee ist eine gute Schule für das spätere Leben, besonders wenn man schulmäßig nicht so gute Erfahrungen gesammelt hat. Andererseits konnte die Armee auch sehr anstrengend sein, und da dachte er noch nicht einmal an das ständige Antreten und Exerzieren und Dauerlaufen, sondern schlicht an die anderen Kameraden, die meinten, nur weil sie eine eingeschweißte Truppe seien, könnten sie anderen auf der Nase rumtanzen und das Klo mit der Zahnbürste schrubben lassen und solche Scherze. Das war die Art von Gemeinschaft, die er weniger erstrebenswert fand, die Art von Gemeinschaft, die er nicht mehr brauchte in seinem Leben, die eigentlich kein gesunder Mensch brauchte oder zumindest jemand, der ein gesunder Mensch werden wollte, und wenn es nach ihm ginge, könnte die Welt in Zukunft auf solche Gemeinschaften mit solchen Gemeinheiten komplett verzichten.

Als er in der Werkstatt angefangen hatte, war es viel besser geworden. Er hatte seine Ruhe. Wenn er die Panzer in die Halle fuhr und mit der Wartung begann, dann hatten die anderen Respekt vor ihm gehabt. In der Wartungshalle gab es keine Frage, die er nicht beantworten, keinen Witz, den er falsch oder gar nicht verstehen konnte, denn die CV- und Marder-Schützenpanzer, die sie ihn warten ließen, verstand niemand so gut wie er. In der Wartungshalle war er sicher, in jeder Hinsicht eine Autorität, und es war – das würden sie alle jetzt nacheinander begreifen – ein großer Fehler gewesen, ihm diese Arbeit wegzunehmen und die Wartung in Zukunft von einer Firma erledigen zu lassen, die das nicht ansatzweise so gut konnte wie er und obendrein noch viel teurer war. Das hatte wehgetan. Wenn sie dachten, er würde wieder zurück in die Reihe gehen, auf die Stube mit seinen sogenannten Kameraden, dann hatten sie sich geirrt. Was man braucht, sind nämlich nicht Kameraden, sondern Freunde. Nicht zu viel alleine sein, dachte er; letztlich war das das ganze Geheimnis.

»So wie wir vorankommen, noch hundert Jahre, geschätzt«, gab er Tamara jetzt zur Antwort. »Over.«

»Danke, Eric. Over. Jedenfalls schreiben wir keiner Frau unter der Geburt vor, wie sie zu atmen hat, oder was man sonst so aus dem Kino kennt. Ich erkenne Komplikationen. Es gibt ein paar Tipps, die ich geben kann. Jede Frau ist anders.«

Ole schrieb ihre Antworten mit; er konnte das tun, während er an etwas ganz anderes dachte. Sätze vom Format wie »Jede Frau ist anders« machten ihm bewusst, welch weiter Weg es von einem langweiligen Menschen zu einem interessanten Porträt war. Wie viele Geburten sie im Jahr begleite, wie oft es dabei zu Komplikationen komme, wann zuletzt: Im Grunde war das alles für ihn wie Krabbenpulen, eine geistlose Fleißarbeit, bei der er sich allerdings seiner Mutter, der er an längst vergangenen Wochenenden keine große Hilfe gewesen war, immer nahe gefühlt hatte. Der Hebamme kam er damit nicht ein Mikron näher. Dennoch war er Profi genug, um zu wissen, dass man diese Dinge abfragen musste. Dies hier war schließlich die Geschichte, deretwegen er gekommen war: Der Panzer, die Hebamme, das Kind. Sie durfte bloß nicht zu dem werden, wonach sie klang.

Das ging ja schon mit diesem öden Weihnachtssujet los. Die Anklänge an die Jesusgeschichte langweilten Ole wie die Vizevorstandswahl des Lohnsteuerhilfevereins von Kopenhagen-Østerbro, und er hatte längst beschlossen, keine einzige Andeutung auf diesen Bethlehemkitsch zu verschwenden, nicht nur, weil er ein erzählerischer Klotz am Bein, sondern auch als Motiv völlig abgedroschen wäre. Er glaubte nicht an Jesus das Gottessöhnchen, hatte noch nie an ihn geglaubt, und schon gar nicht empfand er es als seinem Urteilsvermögen würdig, die Erlösungslegende als Hoffnungsmoment gegen die sinnzersägende und allumfassende Verkommenheit der menschlichen Natur ins Feld zu führen. Nichts würde mit der Geburt des Østermarieschen Kindes besser oder schlechter werden in der Welt, obgleich für die zweite Variante vielleicht noch mehr sprach. Es gab keine Tünche aufzutragen auf den bröckeligen Putz der Wirklichkeit, die nicht sofort von selbst wieder abfiele. Die Schwangere und das Kind waren weiter nichts als ein McGuffin, das den einzigen Zweck hatte, die Dynamik ihrer Reise vor der Kulisse einer menschenleeren Eislandschaft in Gang zu bringen und auf irgendwas mit Unterhaltungswert zusteuern zu lassen. Auf Erkenntnisgewinn war Ole schon lange nicht mehr aus. Und auch der Topos von der reinigenden Kraft der Spiritualität und der durch sie ins Werk gesetzten Apotheose menschlicher Werte musste er nicht mehr der Heuchelei überführen – obsolet war dieser ganze Mist ja ohnehin schon längst.

So blieben ihm als dürres Charaktermaterial für seine Geschichte zwar nur eine Teilzeithebamme und ein schlichter Soldat, doch diese Beschränkung versuchte er im Geist jener stumpfsinnigen Epoche, in der er nun einmal lebte, als »Challenge« zu begreifen. Letztlich war das ohnehin nur eine Frage der Einstellungsgröße:

Man musste sie an das Motiv anpassen. Der Simpel zum Beispiel nahm ein großes Risiko auf sich, indem er gegen den Befehl seiner Leitstelle handelte. Warum tat er das? Falsch verstandener Soldatenkodex? Religiöse Verblendung? Nächstenliebe? – Hier lag das Brennmaterial, das Ole in seinem Text nach und nach knistern lassen und mit immer höherem Flammenschlag abfackeln würde bis zur dramatischen Schlussentladung eines gewaltigen Feuerwerks, etwa dem Tod des Neugeborenen, oder wenigstens der Mutter. Das war zwar alte Schule, aber Gott, er liebte diesen Scheiß, und außerdem ging es um seine berufliche Zukunft.

»Hallo Tango Bravo, wie geht's denn da vorne. Brauchen wir noch lange? Over!« Ole nahm eine Zigarette aus dem Beutel, die er bereits zuvor gedreht hatte, und zündete sie an. Erst dann sah er zu Tamara hinüber und sagte: »Stört dich doch nicht, oder?« Natürlich war das keine Frage, und natürlich war seine provozierende Unachtsamkeit ihr gegenüber unnötig. Allerdings ist im Leben das Meiste unnötig, und getan werden muss es doch.

»Sie werden sich ja doch nicht abhalten lassen«, sagte Tamara vollkommen zutreffend.

»Sagen Sie das nicht! Wenn Sie mich bitten, dann mache ich sie aus.«

»Ich hatte doch zum Thema Rauchen schon was gesagt«, kam es von Eric durch die Sprechanlage. »Over!«

»Ah so. Hab ich nicht gehört!«

»Sie dürfen hier nicht rauchen. Das ist nicht mein Panzer« – dies wieder quengelnd.

»Huch. Nicht?«

»Sie können nicht einfach machen, was Sie wollen. Over.«

»Sagt der Typ, der den Panzer geklaut hat.«

»Das ist mir zu blöd. Over.«

Ole beobachtete aus den Augenwinkeln, dass diese seine wohlgesetzte Enthüllung erwartungsgemäß eine Veränderung in Tamaras Verhalten bewirkte. Ihr gleichförmig freundliches, wie einbetoniert engelhaftes Lächeln erstarrte, überhaupt schien sie Ole jetzt zum ersten Mal wirklich anzusehen. Der Gleichmut, den sie und ihresgleichen teilten, eine Mischung aus Arroganz und Scheißfreundlichkeit, wich aus ihren sparsamen Bewegungen, und mit Nachdruck sagte sie:

»Moment mal. Was meinen Sie damit?«

»Eine Stunde«, sagte Eric. »Vielleicht siebzig Minuten. Over.«

»Bitte noch mal?«

»Brauchen wir noch nach Østermarie. Ungefähr. Over.«

»Danke. Aber die Fahrt hier«, fragte Tamara. »Ist die ... wie nennt man das? Angemeldet?«

»Es ist alles in Ordnung«, sagte Eric.

Ole nahm den Kopfhörer ab, legte konspirativ den Zeigefinger über die Lippen, kam zu Tamara herüber und setzte sich auf den Platz neben ihr. Sie roch nun noch stärker diese Mischung aus kaltem Rauch und länger getragenem Hemd, die sie bei einem Zeitungsschreiber nicht anders erwartete, auch wenn das ein Klischee war. Sie kannte überhaupt keine Zeitungsschreiber. Sie konnte ihm ansehen, wie froh er über den Vorwand war, sich endlich neben sie setzen zu können, was auch immer es für einer war.

Er bedeutete ihr, das Mikro abzudecken. Widerstrebend bog sie das Gelenk ein wenig von sich weg und legte die Hand über die Spitze.

»Er dürfte eigentlich gar nicht fahren. Ohne Kommandanten sowieso nicht, das ist mal das Erste. Aber auch grundsätzlich.«

»Wie meinen Sie das?«

»Na er ist gar nicht mehr bei dem Verein. Glaube ich zumindest.«

Sie wusste nicht, was sie von Oles Verschwörungston halten sollte. So plusterten sich Angeber auf. »Woher wollen Sie das wissen?«

»Hab einen Funkspruch mitbekommen. Vorhin.«

»Die Fahrt ist vorschriftsmäßig abgenommen und ins Fahrtenbuch eingetragen«, fügte Eric jetzt hinzu, als habe er sie gehört. »Wir sind nach Rønne verlegt worden, Felix und ich, heute. Felix ist mein Kommandant. Als wir dort angekommen sind, kam der Notruf rein. Over.«

Ole redete indessen weiter auf sie ein, bis Tamara

ihm bedeutete, dass sie Eric zuhörte und er sich gedulden solle. Als Eric fertig war, deckte sie wieder das Mikro ab und nickte Ole zu. »Okay. Was?«

»Ich glaube, er macht uns was vor. Das Bürschchen. Er ist gar nicht beim Forsvaret. Vielleicht war er's mal.«

»Was genau haben Sie denn gehört?«

»Dass er sofort wieder reinkommen soll.«

»Reinkommen? Wohin?«

»Eric«, sagte sie direkt ins Mikrofon, »was ist mit diesem Felix? Mit dem Kommandanten?«

Eric antwortete nicht.

»Eric? Hörst du mich?«

Er blieb noch immer still, doch Tamara glaubte, seinen Atem in der Leitung zu hören. »Eric?«

»Ich hab ihm versprochen, nicht darüber zu sprechen. Over.«

»Worüber nicht zu sprechen? Over.«

»Das ist Quatsch«, sagte Ole, ohne Eric gehört zu haben. »Was immer er da gerade sagt. Lass dich nicht einwickeln!«

Sie hob die Hand in Oles Richtung.

»Das kann ich dir ja gerade nicht …«, sagte Eric.

»Er versucht uns bloß aufs Glatteis …«

»Stopp«, sagte sie jetzt ein wenig energischer als beabsichtigt. »Ich versuche, ihm zuzuhören.« Sie hatte das Mikro nicht abgedeckt.

»Hallo? Tamara? Mit wem sprichst du, over?«

»Ja, Eric, entschuldige. Ich glaube, ich verstehe noch nicht ganz. Heißt das, dein Kollege …«

»Kommandant. Over.«

»… dein Kommandant hat sich aus dem Staub gemacht? Over.«

»Nein«, sagte Eric nach einer Weile, »so würde ich das nicht sagen. Over.«

»Wie denn? Over.«

»Tut mir leid. Ich darf darüber nicht sprechen. Over.«

Zu ihrer Erleichterung ließ Ole von ihr ab, ging wieder hinüber auf seinen Platz und setzte sein Headset auf.

»Eric, zu wem fahren wir?« Ihre Stimme war ruhig, und tatsächlich war sie überzeugt, dass es sich nur um ein Missverständnis handeln konnte, das sie nun mit Ruhe und etwas Wohlwollen gemeinsam aufklären würden. Sie hatte dieses Gefühl oft, zum Beispiel, wenn eine Gebärende unter der Geburt verzweifelt überzeugt war, nicht ein einziges Mal mehr pressen zu können. Sie sagte dann leise, als sei es ganz erwiesenermaßen unmöglich, dass es in dieser Frage zwei Meinungen gab: »Doch, das kannst du. Einmal schaffst du noch.« Sie hatte damit bisher noch nie falschgelegen. Zumindest bei Gebärenden. Allerdings hatte sie dieses Gefühl auch, wenn sie Jasper beschwor, endlich, so wie er es sich vorgenommen hatte, seine Vergangenheit hinter sich zu lassen und bei ihrer gemeinsamen glücklichen Zukunft mitzumachen. Immerhin war dies das Leben, das sie sich beide gewünscht hatten und dessentwegen sie nach Bornholm gekommen waren. Ein Vermögen war dazu gar nicht nötig, jedenfalls nicht für sie. Er musste nichts weiter tun, als einen Schlusspunkt hinter seine Karriere zu setzen, so wie sie es auch getan hatte. Immer mehr zeigte sich allerdings, dass sich in ihren Gesprächen ein einziges Kernmissverständnis gleich einer Zelle immer weiter teilte und vervielfältigte, bis es alles in seinem Umfeld überwachsen hatte. Er wollte gar nicht aufhören, oder konnte es nicht, und Tamara bezweifelte immer mehr, dass er es je ernsthaft versucht hatte.

»Wir fahren in die Nähe von Østermarie. Dort lebt eine Frau. Sie ist schwanger und ganz allein. Sie hat große Schmerzen. Over.«

»Hat die Frau auch einen Namen?«, fragte Ole.

»Ja. Sie heißt … ihr Name ist Aurora.«

»Und weiter?«

»Weiß ich nicht. Den Nachnamen hab ich mir nicht gemerkt.«

»Woher weißt du, dass sie allein ist?«, fragte Ole. Spätestens jetzt stellte er nicht mehr einfach nur Fragen, dachte Tamara; es war schon ein Verhör. Erics Stimme klang verunsichert; sie kannte das von ihm gar nicht. Sie hatte immer geglaubt, dass es ihm viel zu kompliziert sei, nicht die Wahrheit zu sagen, und dass er deswegen aus purer Bequemlichkeit niemals log.

»Das hat Magda mir gesagt. Over.«

»Zu mir hat Magda gesagt, du hättest den Notruf selbst entgegengenommen«, beharrte Ole.

»Nein … nein. Das stimmt nicht.«

»Also hast du gar nicht mit dieser Aurora gesprochen?«

»Negativ. Over.«

»Kennst du die Frau denn?«, fragte Tamara. Sie jedenfalls kannte niemanden dieses Namens.

Es gab ein kurzes atmosphärisches Rauschen.

»Nein«, sagte Eric schließlich. »Ich kenne sie nicht.«

»Okay«, sagte Tamara.

Wieder Rauschen.

»Und hast du eine Erlaubnis bekommen, ohne den Kommandanten weiterzufahren?«, wollte Tamara wissen. »Ich meine, aus deinem Hauptquartier, oder wie das heißt. Over.«

»Der Einsatz läuft über Rønne. Over.«

»Die haben gar nichts zu sagen«, platzte nun wieder Ole dazwischen. »Die Befehlsgewalt liegt bei deinem Kommandooffizier vom Forsvaret. Und der hat dir die Weiterfahrt verboten. Ich hab's doch gehört!«

»Stimmt das, Eric? Over.«

»Richtig angeschrien hat er dich, Jungchen!«

Eric schwieg. Sie fragte sich, was Ole sich wohl davon versprach, ihn sowohl ins Kreuzverhör und gleichzeitig nicht einmal ernst zu nehmen.

Eine Weile lang war die Leitung still. Dann sagte Eric: »Der Sturm ist extrem heftig. Ein richtiger Blizzard.

Wir fahren an einem Wald entlang. Hier kann jeden Moment ein Baum umkippen oder so was. Over und out.«

»Eric?«

Sie rief ihn noch einige Male, doch die Leitung blieb jetzt still, ohne jegliches Nebengeräusch.

»Er hat uns abgewürgt«, sagte Ole.

Sie sah auf den Monitor. Noch immer war darauf nichts als Bildrauschen zu erkennen.

»Seltsam«, sagte sie. »Oder?« Tatsächlich war mit einem Mal so einiges seltsam. Draußen tobte ein Wintersturm, und sie saßen hier drinnen wie in einem Isolationstank für ausgebrannte Manager. Nichts war zu hören, weder von draußen noch von Eric, als das laute Röhren des Antriebs.

»Der könnte jetzt sonst wo hinfahren mit uns«, sagte sie mehr zu sich selbst. Erst dadurch kam ihr zu Bewusstsein, dass die Besorgnis, die sich in ihre Stimme geschlichen hatte, tatsächlich ihrem Gemütszustand entsprach.

»Das stimmt alles hinten und vorne nicht, was der Simpel uns da erzählt«, bekräftigte Ole.

»Aber weshalb sollte Eric …?« Sie ließ den Satz unvollendet.

Beide schwiegen. Tamara spürte, wie Beklemmung Besitz von ihr ergriff. Die Gewissheit, dass es eine Außenwelt gab und diese auch noch da wäre, wenn sie den Panzer verlassen würde, kam ihr plötzlich wie eine bloße Behauptung vor, ein Gerücht, das letztlich durch nichts gestützt wurde. Sie saß, als letzte Vertreterin einer längst abgeschafften Wirklichkeit, mit einem vollkommen fremden Mitprobanden in einer Art Versuchsraum gefangen. Irgendjemand, irgend-*etwas* stellte sie auf die Probe, betrachtete sie möglicherweise nicht einmal als menschliches Wesen mit Gefühlen und Ängsten, sondern als einen Untersuchungsgegenstand, der verwertbare Ergebnisse zu liefern hatte. Einen Moment lang beschlich sie Panik, wie als Kind, wenn ihre Eltern nicht im Haus waren und das Klingeln des Telefons oder ein Klopfen an der Tür genügten, um sie hyperventilieren zu lassen, und ihr kleiner Bruder, der sich ebenso fürchtete wie sie, zur Besenkammer laufen musste, um die Plastiktüte zu holen, die dort für Tamara bereitlag. Aber sie war kein Kind mehr, sie hatte seit einer Ewigkeit nicht mehr hyperventiliert, und sie würde jetzt nicht wieder damit anfangen.

»Du kennst die Schwangere also auch nicht«, sagte Ole mit betont ruhiger Stimme zu Tamara; es war keine Frage. Ein wenig fühlte er sich wie Hercule Poirot, der seine Beweisaufnahme fortsetzte. »Und auch keine Aurora.«

»Nein«, sagte Tamara.

»Du hast nicht selbst mit der Schwangeren gesprochen?«

»Nein.«

»Sondern?«

»Die Bereitschaft hat mich angerufen. In Rønne.«

»Und woher wussten die von ihr und ihrem Notfall?«

»Na, sie wird sich da gemeldet haben, nehme ich an.«

»Aber ist es nicht ungewöhnlich, dass du nicht mit ihr persönlich gesprochen hast?«

»Na ja, ich … doch. Ich hab's ein paarmal versucht. Aber ich bin nicht durchgekommen.«

»Woher hattest du die Nummer?«

»Von Eric. Quatsch, von Magda«, verbesserte sie sich. »Jetzt komm ich schon selber durcheinander.«

So so, du kommst also durcheinander, hätte Ole nun sagen können, doch dazu fehlte ihm eine Pfeife, die er stopfen, und ein sorgsam gewichster Schnurrbart, an dem er nachdenklich zupfen könnte. Statt auf ihren Versprecher einzugehen, fragte er: »Ist das nicht noch ungewöhnlicher? Dass du nicht durchgekommen bist, meine ich?«

»Na ja. Es kann ja am Netz gelegen haben. Ich meine, ich habe hier drin mal Empfang und mal …«

»Versuch es noch mal«, unterbrach er sie.

Langsam und zögerlich holte sie ihr Telefon hervor.

»Immer noch kein Netz«, sagte sie. Jetzt kam es Ole vor, als hätte sie kaum auf das Display gesehen.

»Also hat niemand von uns mit der Frau gesprochen. Es könnte durchaus sein, dass es gar keine Aurora gibt.«

»Aber was für einen Grund sollte Eric denn haben …«, fragte Tamara erneut, und tatsächlich fand Ole: Ihre Ratlosigkeit wirkte nicht gespielt.

Ja, was für einen Grund sollte er haben? Vielleicht hatte er ja nicht nur einen, sondern sogar mehrere. Über den recht allgemeinen Verdacht, dass irgendjemand nicht die ganze Wahrheit sagte, kam Ole jedenfalls für den Moment nicht hinaus. Steckten die beiden unter einer Decke? Wobei?

Sie kamen durch Årsballe. Die Lichter der Weihnachtsbeleuchtung halfen Eric bei der Orientierung; es tat gut, die Augen für einen Moment zu entspannen. Er würde gern eine Pause machen, etwas trinken, sich einen Moment ausruhen. Aber jetzt war nicht die Zeit für Pausen.

Über das Headset hörte er Ole Tamara fragen: »Kennst du ihn? Kommt mir so vor, als würdest du ihn kennen.«

Und er hörte, wie Tamara zögerte.

»Nein«, sagte sie schließlich. »Er hat mal mein Auto repariert.«

In der Tat, dachte Eric. Ich habe dein Auto repariert. Ich sollte aber noch viel mehr reparieren. Wirst du ihm das auch erzählen?

Über verschlungene Wege – nicht von ihm selbst – hatte Tamara gehört, dass Eric vor seiner Zeit in der Werkstatt in Klemesker überall auf der Insel ausgeholfen hatte. Wie seltsam doch das Leben auf einer Insel war; man wusste etwas über Personen, die man kaum je gesehen und die mit der eigenen Lebenswelt so gut wie nichts zu tun hatten. Als sie noch mit Jasper in London gelebt hatte, waren ihnen selbst ihre Nachbarn, die sie regelmäßig gesehen hatten, fremd, zumindest aber fern geblieben. Hier, auf Bornholm, wusste jeder etwas über den Jungen aus der Autowerkstatt in Klemensker. Man erinnerte sich noch gut an Erics Eltern. Die Ditlevsens hatten lange keine Kinder bekommen, und als es dann geklappt hatte, war es bei dem einen geblieben, Eric. Kurz darauf hatte es auf ihrem Hof einen Brand gegeben, bei dem sämtliche Schweine ums Leben gekommen waren – und Erics Eltern bei dem Versuch, sie zu befreien. Eric wurde in eine Erziehungseinrichtung auf Jütland gebracht, wuchs bei Pflegeeltern auf und kam zurück auf die Insel, noch bevor er die Schule beendet hatte. Manche sahen ihn als Sonderling, der immer knapp den Anschluss verpasste, andere als Einzelgänger, der gar keinen suchte. Jasper beispielsweise sagte, etwas habe von Anfang an nicht gestimmt mit der Familie, und Tamara hatte wissen wollen, was das bedeuten solle, Unglück sei schließlich kein genetisches Urteil, und Jasper hatte gesagt, das Unglück, wie sie es nenne, hafte wie Pech an diesem Eric, und er würde es nicht zulassen, dass es auf sie beide überginge, und an dieser Stelle hatte eine geheimnisvolle Macht sie emporgerissen und innerhalb eines Lidschlags auf einem anderen Themenfeld abgesetzt, auf dem es nicht um Eric und die Geschichte der Ditlevsens, sondern um Nachkommenschaft ging und die Frage, warum Tamara ihre alte Karre nicht sowieso schon längst verschrottet habe, er könne ihr zehn neue von der Sorte kaufen, und wenn sie ihn wenigstens für die Reparatur hätte aufkommen lassen, wäre sogar eine anständige Werkstatt infrage gekommen … Worauf sie geantwortet hatte, dass niemand zehn Autos brauche, Jasper.

Eric mochte etwas langsam sein, aber er war empfindsam und dachte über die Dinge, die er hörte, sorgfältig nach, und tatsächlich hatte er bei der Reparatur ihres Wagens gute Arbeit geleistet. Er war ein gewissenhafter Mensch, aufrichtig und unverdorben, und das war auch der Grund, weswegen sie sich ihn hatte vorstellen können. Sie mochte seine Art, Wasser in den Kühler zu gießen, als könnte er den Motor zum Blühen bringen.

Dass der Wagen dann ein paar Monate später nach einem Achsenbruch tatsächlich hatte verschrottet werden müssen, war nicht seine Schuld.

Eric riss sie aus ihren Gedanken. »Eigentlich kennen wir uns schon ganz gut, meinst du nicht?«, fragte er.

Tamara war erschrocken; unwillkürlich sah sie zu Ole hinüber. Aber der hing leicht zur Seite geneigt in seinem Sitz, sie konnte nicht erkennen, ob seine Augen überhaupt geöffnet waren.

Sie wollte nicht, dass Eric die Geschichte hier ausbreitete, sie war regelrecht schockiert, dass er es versuchte. Schnell sagte sie: »Hast du etwas Neues von Aurora gehört? Over.«

Wieder entstand eine Pause, Eric schien darüber nachzudenken, ob er seine Andeutung konkretisieren oder ihrer Abzweigung folgen wollte; sie wünschte sich sehnlich, er täte es, und fast war ihr, als könne er diesen Wunsch spüren. »Ja. Sie hat mich angerufen. Over.«

»Was hat sie gesagt? Geht es ihr gut?«

»Sie … sie hat gesagt, das Kind ist in Steißlage. Over.«

»Wirklich?«, fragte Tamara verwundert. »In Steißlage? Das hat sie gesagt?«

»Ja. Over.«

»Woher weiß sie das denn?«

»Keine Ahnung. Als Frau weiß man so was halt. Over.«

»Hast du ihr gesagt, dass wir kommen? Over.«

»Ja, natürlich. Over.«

»Und sie hat wirklich Steißlage gesagt? Over.«

»Sag ich doch die ganze Zeit. Over.«

»Okay, also … wenn das so ist … meinst du nicht, ich sollte selber mal mit ihr sprechen? Over.«

»Das geht nicht. Over.«

»Ach so? Und warum denn nicht, Eric?«

»Weil, hier ist kein Netz im Augenblick. Over.«

Sie sah auf ihr Display. Die Netzstärke war nicht gut, aber ausreichend.

»Bei mir könnte es gehen. Weißt du, eine Steißlage

wäre wirklich eine ernste Komplikation, Eric. Ich versuche es mal.«

Sie wählte die Nummer und wartete. Es tutete. Gleichzeitig hörte sie so etwas wie das Brummen eines Mobiltelefons in ihrem Kopfhörer. Sie ließ es weiter klingeln, aber das Brummen verschwand.

»Eric? Eric, mir war gerade so, als ob …« Eric reagierte nicht. Sie sah zu Ole hinüber; zwar erwiderte er ihren Blick, aber irgendwie war er … leer.

Ole musste pissen.

Schon die ganze Zeit ging das so. Er konnte an nichts anderes denken. Eine große kantige Zeitlupenexplosion in seiner Blase riss seinen Unterleib langsam in Stücke, ergoss giftige Chemie in die Zuflüsse seines Verstandes und machte beobachtende Teilnahme an diesem Mordsabenteuer, zu dem seine Heimatredaktion ihn verdonnert hatte, unmöglich. Es hätte alles so gemütlich sein können; das Licht war gedimmt, er war in der netten Gesellschaft einer spröden Berufsesoterikerin, das Gebläse pustete Warmluft in die überschaubare Umgebung, und in seiner Flasche befand sich noch ein Rest für kühlere Augenblicke. Aber ans Trinken war im Moment nicht zu denken, nicht an die Gesellschaft und nicht an die Wärme, denn er musste ganz einfach raus, erst dann würden sich seine Begriffe von Zeit und Raum wieder dem Normalmaß angleichen und Gedanken, im Sinne von Analyse und Konklusion, wären wieder möglich.

»Eric, bist du da? Over«, fragte nochmals Tamara. Herrgott, ständig wollte sie etwas von ihm, wahrscheinlich hatten die beiden was miteinander, auch wenn eine knappe Generation zwischen ihnen liegen mochte, was gab es nur zu wollen mit diesem Simpel die ganze Zeit?

»Ja genau! Eric! Ist langsam Zeit für 'ne Pause. Kannst du mal rechts ranfahren eben, hm?«

Aber die Leitung blieb still. Der Simpel drehte sie an und ab, wie es ihm gerade passte.

»He, Jungchen, ich rede mit dir. Du sollst mal anhalten jetzt!«

Tamara nahm ihren Helm ab und kam zu ihm. Das konnte er nun überhaupt nicht gebrauchen, er musste sich konzentrieren. Sie bedeutete ihm, ebenfalls seinen Helm abzusetzen. Das Poltern des Dieselmotors schien ihm durch Ohren und den ganzen Körper direkt in die Blase zu fahren, um dort den Druck nochmals zu verstärken.

»Irgendwas stimmt nicht«, sagte Tamara mit erhobener Stimme dicht neben seinem Ohr. »Es ist doch komisch, dass wir Aurora nicht sprechen können. Meinst du nicht?«

»Hab ich das nicht schon gesagt?«

»Als ich dort angerufen habe, da kam es mir vor, als hätte ich im selben Augenblick ein Telefon bei Eric drüben gehört.«

»So was.«

»Langsam wird mir die Sache ein bisschen unheimlich.«

»Sag ich doch.«

»Was sagst du?«

»Dass er irgendwas vorhat. Keine Ahnung.« Ole brüllte in Richtung Mikro: »Herrgott noch mal, Eric, halt endlich an!«

»Was ist denn?«, fragte Tamara ihn jetzt erschrocken.

»Ich muss austreten, muss ich. Das ist!«

Sie sah sich im Mannschaftsraum um, als suche sie das WC-Schild. »Mach doch in deine Flasche.«

Er sah sie an und dann gleich wieder weg. Tatsächlich war das ein nahe liegender Vorschlag, und dann wieder überhaupt nicht nahe liegend. Sogar völlig bescheuert: Die Flasche war ja noch fast halb voll.

»Da ist noch was drin. Der Simpel soll einfach das Scheißding anhalten!« Die letzten Worte waren fast herausgeschrien, was ein erneutes Aufflammen des Schmerzes mit sich brachte.

Tamara ging zu ihrem Platz und setzte den Helm wieder auf. Ole konnte nicht verstehen, was sie zu Eric sagte, aber in diesem Moment seines nahenden Todes, die Himmelsfanfaren schon in den Vordergrund gemischt, war sie seine letzte Hoffnung.

Und tatsächlich: Ein paar Sekunden später hielt der Panzer tatsächlich an. Ole konnte es nicht fassen. Er wollte jubeln, aber das verbot sich von selbst; tatsächlich war er kaum fähig, sich zu bewegen. Tamara kam wieder zu ihm herüber.

»Wie hast du das gemacht?«, fragte er sie verkniffen.

»Wie macht man das mit der Verriegelung?«, fragte Tamara, schon bei der Tür.

Ole kam und betätigte die beiden Griffe. Mit Schwung warf er sich gegen die Klappe, und sofort waren sie wieder in dieser anderen Welt, in der Dunkelheit und Kälte herrschten. Das Tosen des Sturms verschluckte selbst das Dröhnen des Diesels, der Eiswind zog jegliche Wärme aus der muckeligen Kammer, und sein eigener Schwung beförderte Ole hinaus und ließ ihn bäuchlings im Schnee landen.

Tamara sprang hinterher, half ihm auf und kletterte dann, während er sich in Richtung einer nur vage erkennbaren Hecke bewegte, wieder hinein, um ihren Mantel zu holen. Dann versuchte sie, die Tür von außen zu verschließen, gab aber schnell auf, als sie merkte, dass sie sie alleine nicht bewegen konnte.

Sie stapfte um den Panzer herum zur Frontseite. Der Schnee lag höher als der Schaft ihrer Stiefel, und es fiel ihr schwer, sich auf den Beinen zu halten; der Sturm trachtete danach, sie von den Füßen zu heben, der Schnee wiederum hinderte sie, durch kleine korrigierende Seitenschritte das Gleichgewicht zu halten. Immer wieder hielt sie sich an den Ketten des Panzers fest wie an einem Geländer. Wie groß und massiv dieses

Stahlmonster war, und wie abweisend, ja feindselig es wirkte, sogar in dieser Umgebung. Oder erst recht in dieser Umgebung.

Der Weihnachtsschmuck über der Straße war für ein kleines Dorf wie Årsballe völlig überdimensioniert. Eine doppelte Lichtreihe etwa rahmte die Konturen eines Geschenkpakets mit Schleife; das gesamte Leuchtensemble wurde vom Sturm derartig in seinen Verankerungen hin und her gerissen, dass Tamara glaubte, es müsse jeden Moment herabstürzen.

Sie kletterte auf den Panzer und kniete sich an die Luke, unter der sich der Führerstand befand. Es gab keine Möglichkeit, sie von außen zu öffnen. Tamara schlug mit ihrer behandschuhten Faust daran und dann, als dies keine Wirkung zeigte, mit ihrem Schlüsselbund, den sie zufällig aus der Manteltasche griff. Das Geräusch von Stahl auf Stahl hallte in ihren Ohren wider; ihr Gesicht war eiskalt, Schnee schmolz darauf und wurde vom Wind wieder gefroren, die Haut fühlte sich an wie erstarrt.

»Eric!«, rief sie, obwohl sie bezweifelte, dass er oder irgendjemand sie hören konnte. Kein Mensch war auf der Straße. Gab es überhaupt noch andere Menschen?

Sie würde sich nicht lange hier oben halten können. Noch einmal schlug sie mit dem Schlüsselbund gegen die Luke, und tatsächlich: Eben, als sie aufgeben und kehrtmachen wollte, erschien Erics emporgewandtes

Gesicht in der Öffnung. Er lächelte sogar, auch wenn es ein gezwungenes, schauderhaft künstliches Lächeln war.

»Was ist denn?«, schrie er über den Wind hinweg. »Wir müssen weiter!«

»Du musst mir sagen, Eric«, rief sie, dann kam eine Böe und riss ihre Worte fort. »Du musst mir sagen, ob das stimmt mit der Steißlage …!«

»Was?« Er stand auf, sodass sein Torso aus der Luke ragte. Tamara wiederholte, was sie gesagt hatte, während er den Helm abnahm und sein linkes Ohr in den Wind drehte. Dann rief er: »Sie … eben ange …, doch … sagt!« Sie musste die Leerstellen durch Raten füllen, aber es reichte, um zu verstehen, worum es ging.

Sie schrie aus Leibeskräften: »Aber als ich es bei ihr versucht habe, hab ich genau in dem Moment ein Klingeln gehört. Bei dir!«

Eric schüttelte heftig den Kopf, als überstiegen die notwendigen Erklärungen seine Zeit, seine Möglichkeiten und generell seine Bereitschaft. Das rotweiße Sturzgitter einer Baustelle flog auf der anderen Straßenseite vorbei und verfing sich in jener Hecke, hinter der Ole eben verschwunden war. Unwillkürlich sah sie nach ihm; genau in diesem Moment stieg er zu ihr auf den Panzer. Sein Auftauchen, mehr noch sein Aussehen erschreckten sie: Er trug lediglich ein Hemd, die Haut an Hals und Wangen war krebsrot, und obwohl das entweder von der Kälte oder der Straßenbeleuchtung kommen musste, war sie sicher, dass es auch mit Wut zusammenhing.

»Okay, du Pinsel«, schrie Ole. »Ich bin gerade fast erschlagen worden. Wohin fahren wir, verflucht noch mal?«

»Wir müssen weiter«, schrie Eric.

Tamara spürte, wie die Situation ihr entglitt. Es gab überhaupt keine Grundlage, für gar nichts; man konnte in einem Schneesturm keine Argumente erörtern. Ihre Ohren, ihr Gesicht, ja sogar ihre Gedanken waren taub vor Kälte. Sie wollte nichts als wieder ins Warme.

»Ich will das jetzt wissen!«, insistierte Ole. Er schien sich nicht an der Kälte zu stören, auch nicht daran, dass seine Brillengläser inzwischen vor Schnee völlig undurchsichtig geworden waren. Er wirkte entschlossen, so als würde er nicht nachgeben, ehe Eric seiner Aufforderung nachgekommen war. Wenn das allerdings nicht schneller ging, würden sie beide dabei erfrieren.

Da riss mit einem pistolenschussartig widerhallenden Knall eines der Sicherungsseile, an dem die Weihnachtsbeleuchtung über ihnen befestigt war, und zischte zwanzig Zentimeter über ihre Köpfe hinweg wie eine stählerne Peitsche. Ohne zu zögern, als sei es geprobt, ließ sich Eric nach unten auf seinen Fahrersitz zurückgleiten und zog im Fluss derselben Bewegung die Luke hinter sich zu. Einen Augenblick bewegte sich nichts als die bedrohlich schwankende Lichterkette über ihnen, die von dem verbliebenen Trageseil kaum noch gehalten wurde und jeden Augenblick auf sie herabzustürzen drohte; dann dröhnte der Motor auf und stieß dichte Rußwolken durch die beiden Abgasrohre aus. Der Tank setzte sich mit einem Ruck in Bewegung, einige Meter weit, um dann abrupt abzubremsen.

Ole und Tamara sahen sich für den Bruchteil einer Sekunde an und sprangen dann zu beiden Seiten von dem Panzer hinunter in den Schnee. Für Oles Verhältnisse war das ein waghalsiger Stunt, und er war froh, dass der Schnee seine Landung dämpfte, sonst hätte er sich womöglich die Hüfte gebrochen und sich um eine weitere Beschäftigung beim Dagbladet keine Gedanken mehr machen müssen: Frühverrentung, Altersarmut, Obdachlosigkeit und letztlich der Wintertod durch gepanschten Billigfusel wären die unweigerliche Folge gewesen. So aber blieben die Knochen heil, auch wenn Ole nun mit Schnee überstäubt war und beim Anblick der erleuchteten Häuser einer von Hunger und Kälte inspirierten kleinen Vision folgte: Der Simpel würde sich, ihrer lästigen Fragen überdrüssig, aus dem Staub machen, um irgendetwas anzurichten, von dem sie sehr bald in den einschlägigen Newsportalen lesen würden. Tamara und er, immerhin nicht mitten in der Wildnis ausgesetzt, würden sich hinter einer der Türen dieses verschlafenen Nestes von weihnachtlich hilfsbereit gestimmten Inselbewohnern zu einem Notfallfestessen einladen lassen müssen, so wie er das in seiner Gedankenskizze über den Verlauf der Geschichte ja bereits entwickelt hatte. Die Story würde damit allerdings ein wenig ihr ursprüngliches Rettungsmotiv einbüßen und damit genau in jene gefühlsduselig-kitsch-christliche Richtung abdriften, die er unbedingt hatte vermeiden wollen. Mehr noch: Die Geschichte wäre damit mausetot. Eine kleine Landpartie mit dem Panzer an Heiligabend in allen Ehren, aber wenn das alles sein und die Fahrt mit einer Schüssel Mandelmilchreis und einem Gläschen Port beim Kaminfeuer enden soll, kann man das Schreiben gleich bleiben lassen, dachte Ole: Die Reise konnte hier nicht enden.

Dass der Simpel auf eine Entscheidung ihrerseits wartete, bestätigte sich umgehend, indem Eric nämlich über Lautsprecher Folgendes ansagte:

»Ihr könnt mitfahren oder es lassen. Ich bleibe hier noch maximal zwanzig Sekunden stehen. Es liegt bei euch.«

Ole konnte Tamara nicht sehen. Natürlich hing seine Entscheidung nicht mit ihrer zusammen oder gar von ihr ab. Dennoch konnte es nicht schaden, einen kurzen Blick auf die andere Seite zu werfen, und sei es nur, um sich von ihr zu verabschieden. Er konnte sich gut vorstellen, dass sie die Fahrt nicht fortsetzen würde. Für ihn hingegen war es keine Frage, dass er in Erfahrung bringen musste, wie diese Sache ausging. Es kam ihm nicht nur auf seinen Auftrag an: Ole fühlte sich vital, neugierig, affiziert von der Aussicht auf eine Geschichte, etwas, das er lange nicht mehr gespürt hatte. Ein bisschen Hunger, fand er, war kein zu hoher Preis dafür, sich nach all der vertanen Zeit wieder … nun, hungrig zu fühlen.

Zu seiner Überraschung stellte er fest, dass Tamara, als er das Heck des Panzers erreichte, bereits eingestiegen war. Sie telefonierte. Als sie ihn sah, erschrak sie beinahe unmerklich und beendete sofort das Gespräch. War es überhaupt ein Gespräch gewesen? Ohne weiter zu zögern, wollte Ole einsteigen, bevor der verrückte Simpel die Fahrt fortsetzen und ihn hier mit seinen ungeklärten Fragen im Schnee stehen lassen würde, aber aus Erfahrung wusste er inzwischen, dass Tamara und er zusammenarbeiten mussten, um die Klappe schließen zu können. Tamara kam, offensichtlich im selben Gedanken, zur Tür; er schlüpfte durch den Spalt, und während er sie ganz zuzog, betätigte Tamara die beiden Riegel.

Obwohl der Sturm nicht mehr heulte, konnte von Stille keine Rede sein; schon im Leerlauf konnte das Tuckern der Dieselmaschine ein Gespräch vereiteln. Tamara indes sah nicht aus, als wolle sie überhaupt etwas sagen. Ole sah sie an und wartete; sie aber gab sich beschäftigt, zog den Mantel aus, bestrich mit einem Fettstift die Lippen, kramte in ihrem Rucksack. Er war entschlossen, ihr Getue hier bei der Klappe abzuwarten und den Blick nicht von ihr zu nehmen, bis sie ihn ansah. Angesichts ihrer gemeinsamen Lage konnte er doch wohl erwarten, dass sie ihm sagte, mit wem sie gesprochen hatte. Da aber wurde das Triebwerk des Panzers lauter, und mit einem Ruck setzte er sich in Bewegung. Ole, noch stehend, wurde nach hinten geschleudert, konnte sich an einer der Sitzlehnen festhalten und taumelte nun nach vorne, wo Tamara saß. Ohne es verhindern zu können, und darum wissend, wie das aussehen musste, folgte er der Physik in ihren Schoß und konnte zu allem Überfluss auch seine Hände nicht ganz bei sich behalten; eine landete harmlos zu ihren Füßen, die andere aber auf ihrem Knie. Er meinte das wahrlich nicht als Annäherungsversuch. Nüchtern betrachtet wäre das Missgeschick bloß peinlich gewesen; mit ein paar Schnäpsen allerdings, wie er sie bereits intus hatte, war es lupenreiner Slapstick.

»Tschuldigung«, sagte er daher nur knapp, rappelte sich auf, versuchte ein unbeschwertes Lachen. »Die Schwerkraft.«

Tamara, so viel konnte er sehen, als er sich setzte, teilte seine Unbeschwertheit nicht. Ihrer verhärteten Miene zufolge fand sie das Intermezzo nicht nur nicht lustig, sondern wertete es als Belästigung und vermutlich Ärgeres. Das war wieder mal typisch.

Ole, fand Tamara, sah furchtbar verfroren aus in seinem Hemd, das jetzt umso mehr durchnässte, je mehr die Schneeflocken in der Wärme dahinschmolzen. Er ließ sich schwankend – der Wagen befand sich schon wieder auf voller Fahrt durchs Gelände – in seinen Sitz fallen und tastete darunter nach seiner Flasche. Sie hatte mit Eric gesprochen, nur zwei Sätze lang, über ihr Telefon; seine Nummer war noch in ihren Kontakten gewesen. Offenbar hatte er die Dringlichkeit in ihrer Stimme erkannt, jedenfalls hatte er die Frage, die sie ohne ein weiteres Wort des Bittens oder Drohens gestellt hatte, mit einem einzigen Satz beantwortet: »Ich fahre zu Jette.«

»Schlechte Nachrichten?«

Sie blickte nur kurz auf und schüttelte knapp den Kopf. Was konnte sie Ole schon davon erzählen? Dieser eine Satz änderte alles, und Eric schien das zu wissen. Sie würde den Teufel tun und die ganze Geschichte vor einem Reporter ausbreiten, auch wenn sie nicht einmal die ganze Geschichte kannte. Warum wollte Eric zu Jette? Ihr Herz schlug heftig, und die Gedanken ließen sich nicht in eine vernünftige Reihenfolge bringen. Bin ich seine Geisel oder seine Komplizin?

»Gibt's was Neues?«, fragte Ole. Es klang beiläufig, war aber wohl drängend gemeint. Sie schüttelte den Kopf etwas zu schnell und etwas zu heftig. Tamara wusste nicht, was sie ihm sagen sollte, womöglich würde sie sich verplappern, und er würde weiterfragen, das war schließlich sein Beruf. Sie suchte nach einer Tür, hinter der sie sich verstecken konnte, wenigstens einen Augenblick lang, um wieder zu klaren Gedanken zu kommen. Aber es gab nur eine einzige Tür als Ausweg, keine Flucht, sondern ein Angriff: »Eine Entschuldigung kann man doch wohl erwarten«, sagte sie so grimmig, wie sie konnte.

Ole war gerade dabei, einen tiefen Schluck aus seiner Flasche zu nehmen, und sah jetzt, während er in der Bewegung verharrte, fragend auf.

»Entschuldigung?«

»Für die Sache gerade. Ihre Hand auf meinem Knie.«

Sie sah, oder hatte zumindest den Eindruck, dass Ole nach Luft schnappte. »Aber ich habe mich doch ...«

»Gelacht haben Sie. Als sei sexuelle Belästigung ein Witz.«

»Sexuelle ...«

»Ihre Hand hat da einfach nichts zu suchen. Und das Mindeste, was man erwarten kann, ist doch wohl, nicht ausgelacht zu werden, wenn ...«

»Ich bin nicht auf Ärger mit dir aus«, sagte Ole und hob beschwichtigend die Hände. Wenn ihr Ziel gewesen war, dass er sie in Ruhe ließ, dann war es jetzt erreicht; Tamara hätte die Tür wieder hinter sich schließen können. Eine Bodensenke, tief wie ein Krater, ließ sie unsanft einen Satz nach oben machen und hart wieder auf dem Hintern landen.

»Sie glauben, ich sei auf Ärger aus? Sie begrapschen mich, und ich will nur Ärger machen? Ist das Ihr Ernst?«

Er sah sie bestürzt an. Zum ersten Mal hatte sie das Gefühl, er sei in der Defensive, zumindest nicht mehr so selbstgewiss der Chef im Ring. Es war ein gutes Gefühl.

»Ich habe nicht gegrapscht. Ich hab bloß das Gleichgewicht verloren.«

»Könnte auch ein Vorwand gewesen sein«, sagte sie kühl.

»Ich sag lieber nichts mehr«, sagte Ole.

»Schade, dass Ihnen eine Entschuldigung so schwer über die Lippen geht.«

»Es gibt nichts zu entschuldigen.«

Eine Weile sprach niemand von beiden, aber Ole spürte, wie sein Unmut in ihm anschwoll wie der Frust ständigen Scheiterns. Was bildete sich diese Dörrpflaume ein? Dass er sich für sie interessierte? Dass er sich Hoffnungen machte, sie flachzulegen?

»Wieso geht ihr eigentlich immer davon aus, dass ihr unwiderstehlich seid?«

»Wer, ihr? Meinst du damit die Hebammen? Oder Landwirtinnen? Imkerinnen?«

»Ich kenne überhaupt keine Imkerinnen.«

»Jetzt schon.«

»Wieso seid ihr alle so hysterisch? Kann man sich nicht normal unterhalten, ohne dass ihr ständig beleidigt seid?«

»Ich weiß immer noch nicht, wen Sie mit ›ihr‹ meinen. Ist das ein königliches ›Ihr‹?«

»Genau! Meinst du, ich habe keinen Respekt vor Frauen? Frauen sind wunderbare Geschöpfe.«

»Wunderbare Geschöpfe!«

»Was ist jetzt daran wieder falsch?«

»Würden Sie auch einen Mann als Geschöpf bezeichnen? Sind Sie ein wunderbares Geschöpf?«

»Siehst du? Das meine ich. Du sagst irgendwas Nettes, ein Kompliment, und schon haben sie dich am Sack.«

»Nur wenn man merkt, wes Geistes Kind das Kompliment ist.«

»Das ist mir zu hoch.«

»Wofür bekomme ich ein Kompliment von Ihnen? Wo wir uns doch kaum kennen? Wofür?«

»Schon gut. War 'ne nette Unterhaltung.«

Sie beobachtete, wie Ole aus seiner Jackentasche einen kleinen linierten Notizblock holte, auf dem Cover ein Holo-Nilpferd. Kein klassisches Reporter-Utensil, kein edles Leder, nicht einmal ein Lesebändchen: Sein Schreibzeug war so lieblos wie die ganze Person. Ihre Wut, wenn sie überhaupt welche gespürt hatte, war verraucht. Es hatte fast ein wenig Spaß gemacht, wieder in eine Rolle zu verfallen, das musste sie zugeben; aber jetzt schämte sie sich für diese Farce. Seinen Ramschblock auf den Knien, Journalist spielend, zitternd, weil er Winterkleidung nicht nur vergessen hatte, sondern vermutlich nicht einmal besaß, sah er völlig harmlos aus, freundlich eigentlich hinter der abweisenden Fassade, und es schmerzte sie, dass man sich nun so begegnen musste: Wie Schauspieler gefangen in einem Script, das ein anderer geschrieben hatte.

Er hatte keine Ahnung, was er aufschreiben wollte, nur, dass eine Notiz, gleich worüber, jetzt angesagt wäre, wenn er nicht schon wieder einen Schluck aus der Flasche nehmen wollte, was einen Moment später allerdings, wie er unfehlbar wusste, trotzdem geschehen würde. Sei's drum. Wie der Panzer nun in mehreren Schüben auf den nächsten Bombenkrater beschleunigte, so versuchte auch Ole ruckartig sein Inneres in Richtung eines tragfähigen Gedankens oder einer zündenden Formulierung anzuschieben. Ärgerte er sich? O ja, er ärgerte sich, und das war der Grund, weswegen ihm nicht einmal einfiel, welchen Gedanken er fassen, geschweige denn, wie er ihn ausdrücken wollte. Was bildete sich diese selbstherrliche … oder hieß das jetzt nicht sogar schon selbstweibliche … Giftschlange eigentlich ein?

Da spürte er, dass Tamara ihm etwas um die Schultern legte: Es war seine Jacke. Überrascht sah er zu ihr auf; ihr Gesicht lag aber im Schatten der schummrigen Grubenbeleuchtung. Sie sagte nichts, und so war alles, was er deuten konnte, die Geste selbst. Schon hatte sie sich wieder abgewendet; im unübersichtlichen Interieur des Mannschaftsraums suchte sie etwas, wie um die Szene von eben vergessen zu machen. Die Jacke – der Beweis, dass sie geschehen war – spendete zwar kaum Wärme, im Gegenteil drückte sie nur den jetzt klatschnassen Baumwollstoff seines Hemdes vollends auf die Haut, aber die Geste berührte ihn dennoch.

Tamara inspizierte kleine Staukästen, spähte unter die Sitze und untersuchte eine Metalltruhe, in der sie schließlich eine grob gewalkte Biwakdecke fand. Statt sie ihm ebenfalls umzuhängen, hielt sie sie ihm allerdings bloß hin, wie um den Eindruck allzu großer Fürsorglichkeit zu vermeiden. Dass sie ihn erst beschuldigte und jetzt mütterlich umsorgte, war für Ole nicht ganz leicht zu verstehen; andererseits hatte er sich längst abgewöhnt, den Handlungen von Menschen immer zwangsläufig Folgerichtigkeit zu unterstellen. »Danke«, sagte er.

Sie nickte und setzte sich wieder hin. Der Panzer schwankte wieder, eigentlich war es ein ständiges Schaukeln und Schlingern, wie auf einem Schiff bei hohem Seegang, nur nicht so fließend. Sobald die Fahrt etwas ruhiger wurde, beugte Tamara sich vor und streckte ihre Hand nach Oles Flasche aus. »Darf ich?« Wortlos reichte er ihr den Schnaps herüber, und sie trank davon, ohne, wie er bemerkte, den Flaschenrand abzuwischen.

Als sie ihm die Flasche wieder zurückgab, fragte er sie laut über den Lärm hinweg: »Du glaubst nicht an die Schwangere, oder?«

Tamara sah ihn etwas länger an als nötig. Er zitterte nicht mehr, sondern analysierte schon wieder ihre Situation und die Möglichkeiten, die sie bot. Gut, dachte sie. Etwas anderes blieb ihnen beiden ohnehin nicht übrig. Sie wollte ebenfalls ihre Situation analysieren, aber ihr fiel das Denken noch immer schwer. Was wollte Eric bei Jette? Warum war *sie* hier? Jette war schwanger, das wusste Tamara natürlich, aber erst im sechsten Monat. Wusste er das nicht? Tamara hätte nicht einmal sagen können, wann sich die beiden zuletzt gesehen hatten, es musste Monate her sein. Soweit sie von Jette gehört hatte, gab es überhaupt keinen Kontakt mehr zwischen Eric und ihr. Nur zu gern würde sie sie anrufen, aber ihre Sorge, damit einen Hund zu wecken, der im Moment friedlich hinterm Ofen döste, war zu groß.

»Warum sollte Eric uns denn sonst mitnehmen?«, fragte sie zurück. Ihre Stimme klang eine Spur zu sorglos und leicht. »Er hätte uns doch einfach dort stehen lassen können.« Sie machte nicht den Versuch, Ole überzeugen zu wollen; ihre Ratlosigkeit musste sie nicht spielen. War es wirklich nur ein Zufall, dass ausgerechnet ein Reporter sie begleitete? Sie hatte Eric noch nie für jemanden gehalten, der Pläne verfolgte; jetzt deutete alles darauf hin, als tue er genau das. Und das machte ihr Angst.

»Vielleicht braucht er Publikum«, riet Ole.

Sie sagte nichts; ein Kloß saß ihr im Hals.

»Wofür brauchst du Publikum, Eric?«, fragte Ole, ohne eine Antwort zu erwarten. Zu Tamaras Überraschung kam aber eine, oder zumindest eine Reaktion.

»Ob ihr's glaubt oder nicht«, meldete sich Eric. »Ich sehe ein Polarlicht. Over.«

»Will der uns verarschen?«, fragte Ole niemand Bestimmten.

»Eric«, sagte Tamara, »ich finde es ganz wichtig, dass du uns jetzt klar und deutlich ...«

»Ich sag euch, dieses Grün ... ich hab noch nie so was gesehen. In echt, meine ich.«

»Eric? Hast du gehört, was ich gesagt habe?«

»Ja, klar. Aber ich habe dir ja gesagt, wohin wir fahren und warum.«

»Es gibt hier überhaupt keine Nordlichter«, sagte Ole. »Schon gar nicht bei Bewölkung. Also warum erzählst du nicht mal zur Abwechslung was Wahres?«

»Es stimmt. Ich kann das Licht sehen, direkt vor meinen Augen. Es ist so schön. Wie ein Wunder!«

Er hatte Störungen auf seinem Display, magnetische Interferenzen möglicherweise, die Aussetzer in der Bordelektrik konnten eine Menge Ursachen haben. Das Polarlicht war eine davon, auch wenn man jetzt nur einen Schimmer an der Unterseite der Wolken sehen konnte. Offenkundig gab es Kräfte, die heute mit ihm waren, mit ihm und seinem Unterfangen.

Sein GPS zeigte, dass er ziemlich akkurat auf der L231 unterwegs war. Hier und dort schnitt er eine Kurve und planierte Dinge, die erst wieder zu existieren anfangen würden, wenn der Schnee schmolz, aber all das diente dem Einsatz, all das waren unbedeutende Schäden gegenüber der Gewissheit, die er verfolgte. Das Schneetreiben bildete mittlerweile eine Wand vor den Kameras; es konnte sein, dass sich da draußen eine Welt befand, vielleicht aber auch nur eine weiße Fläche. Er hatte noch nie im Leben einen solchen Sturm erlebt, dachte er; und noch nie diese Scham und Schande in seinem Inneren gespürt, so als hätten andere seine Seele, seine ganze Person, auf einem Viehmarkt versteigert und obendrein einen lächerlich geringen Preis dafür erzielt.

Er hatte Jette kennengelernt zu einer Zeit, als ihm schon alles um ihn herum fremd und einsam geworden war, die Welt eine Ansammlung von Enttäuschungen, die Menschen vielleicht zu Freundlichkeit fähig, aber nicht gewillt. Jette konnte zeichnen. Es war ein Sommersonntagnachmittag gewesen, die kleine Bucht in Listed, wo man von dem Felsen ins Meer springen konnte. Tamara hatte ihn der Reihe nach ihren Freunden vorgestellt, irgendwann hatte sie gesagt: Und das ist Eric. Ein Gleicher unter Gleichen. Die Freunde, das waren Menschen, wie er sie noch nie kennengelernt hatte. Sie hatten Berufe, von denen er noch nie gehört hatte. Sie gingen miteinander um, als seien sie eine Familie. Tamara hatte ganz nebenbei gesagt: Eric, das ist Jette, so als wäre es etwas Alltägliches, etwas Normales, dass sie sich kennenlernten, sie und er. Ihm war aufgefallen, dass sie sich völlig in ihre Arbeit vertiefen konnte; sie sah von dem Baby, das zu Juleika gehörte, zu ihrem Zeichenblock und wieder zurück zum Baby, hatte weder Augen für ihn noch für die Freunde noch für die feixenden Angeber oben auf dem Felsen. Eric konnte nicht sagen, ob Jette schön war oder nicht, weil es keine Rolle spielte. Sie war ohnehin außer Reichweite für ihn; aber die Art, wie sie vertieft dasaß und das Baby zeichnete, wie es plötzlich auf dem Papier lebendig zu werden begann aus ein paar Strichen, die zu ihm und seiner Welt wurden, das alles war so unwirklich wie ein zu schöner Traum.

Am Abend gab es dieses große Mittsommerfeuer bei Matthes, dem Brauer aus Deutschland mit dem noch viel größeren Freundeskreis, und Eric wollte nicht nach Hause gehen in sein Zimmer über der Werkstatt. Er wollte nie wieder nach Hause gehen; es war einer dieser Tage, von denen er bislang lediglich gehört hatte, und nicht einmal von richtigen Menschen, sondern nur in Filmen. Auch die anderen empfanden das so, man konnte es sehen: Die Freude, am Leben zu sein, heute und hier, leuchtete aus jedem Gesicht. Alle waren gekommen, die Anlage pumpte druckvolle Bässe in seinen Bauch, die Frauen und sogar einige Männer machten tolle Bewegungen und lachten, die Kinder tanzten zwischen den stiebenden Funken und hielten die Stockbrote nie nah genug an die Flammen, dass sie gar werden konnten, und das Feuer spiegelte sich in Jettes Pupillen. Da fing es an, das mit Jette und ihm, ganz wortlos und heftig, hinter den Bienenstöcken, unter denen im anhaltenden Licht dieser Nacht Hunderte von toten Bienen lagen, und bald danach hatte Eric gedacht: Vielleicht könnte es für länger sein. Er hatte es nicht nur gedacht. Da war etwas, das ihn deutlich spüren ließ: Vielleicht meinte sie es anders. Sie war viel älter, sie war Künstlerin, irgendwie war alles an ihr anders, als er es jemals erlebt hatte, schön und anders. Es hatte keinen Sinn, sich zu sagen, dass es keinen Sinn hatte, verliebt zu sein, verliebt war er ja doch. Jette hatte ihn angelächelt und gesagt, er sei süß, und sie hatte über Dinge gelacht, die er im Scherz gesagt hatte, so dass sie sich gegenseitig verliebten, ganz schnell und deutlich, und das Gefühl ging nicht weg, nur weil man dachte, es hätte keinen Sinn, im Gegenteil, es wurde stärker, sooft er an die Zeichnungen dachte, die sie machte. Was bedeutete schon Alter, dachte er, was bedeutete schon Kunst: Wenn man sich liebt, dann gibt es eine Zukunft, und die Zukunft entstand wie eine Zeichnung auf einem Stück Papier – Strich für Strich.

II

Tamara stellte sich vor, wie sie durch die Dunkelheit fuhren. Von oben, ganz weit oben, aus einem Flugzeug oder Helikopter, sähe man vermutlich nur zwei winzige Lichtkegel wie suchend über den Schnee gleiten, lautlos, parallel und ohne Hoffnung, sich jemals zu treffen. Der Panzer selbst wäre nichts als Dunkelheit inmitten des Dunkels, um ihn herum Hügel, ein paar Bäume, zu riesigen Schneebällen geformte Sträucher, die er achtlos unter sich begrub. Seine Fahrt war langsam, aber unaufhaltsam. Ein Weg lag vor ihm, von dem niemand wusste, außer –

Oles Telefon klingelte. Er ging ran, als hätte er einen Anruf erwartet. Tamara konnte weder hören noch erraten, wer dran war.

»Nein. Was denn?«, fragte Ole, und gleich darauf: »Wir … keine Ahnung. Eben sind wir durch einen Ort gekommen. Arsbølle oder so.«

Es folgte eine längere Pause, in der Ole unbewegt zuhörte.

»Moment mal«, sagte er schließlich. Er sah sie mit einem Gesichtsausdruck an, der unmöglich zu interpretieren war. »Seid ihr sicher?«

Ole wartete die Antwort ab und nickte dann, als könne sein Gesprächspartner ihn sehen. Er sah zu Boden und hob den Blick wieder zu Tamara. Dann war das Gespräch beendet, ohne dass er noch ein Wort gesagt hätte.

Sie beobachtete ihn, wie er seinen Helm in dem Kasten verstaute, aus dem sie eben die Decke für ihn geholt hatte. Er schien nicht mehr zu frieren, doch seine Haut, speziell im Gesicht, war noch immer krebsrot, er sah aus wie ein englischer Tourist an der Algarve. Jetzt wendete er sich ihr wieder zu, hielt sich gegen das Schwanken an der Decke fest und sah sie an.

»Wer war das?«, fragte sie. »Am Telefon?«

Er lächelte deplatziert. »Das war …«, begann er, überlegte es sich dann aber anders. »Würdest du mir deinen Helm geben? Bitte?«

Bevor ihr Mund die Frage formen konnte, was das zu bedeuten habe, nahm ihr Ole schon den Helm aus der Hand und warf ihn unsanft zu dem anderen in die Kiste. Er verschloss sie, nahm die Decke von seinem Sitz und legte sie darüber. Dann drehte er sich wieder zu ihr um.

»Was ist denn los?«, fragte sie und stellte fest, dass ihre dünne Stimme ihre Beunruhigung und damit, so fühlte es sich zumindest an, auch alles andere verriet.

Oles Gesicht war jetzt ausdruckslos wie ein Stein. »Willst du mir vielleicht etwas sagen?«

»Wie bitte? Nein. Wer war das gerade?«

»Ich glaube«, sagte Ole, »wir müssen uns mal ganz in Ruhe unterhalten. Ein paar Sachen habe ich noch nicht richtig verstanden. Das eben war die Zentrale.«

»Was für eine Zentrale?«

»Na die … die Instanz, die unsere Geschicke lenkt«, sagte er raunend. »Sie hatten Neuigkeiten über Eric.«

War das ein Spiel? Das konnte er doch nicht ernst meinen. Warum sagte er nicht einfach, was los war?

»Wundert mich nicht, dass du gar nicht wissen willst, was ich meine«, sagte er. »Du weißt wohl schon, welche Neuigkeiten.«

»Nein. Woher denn?«

»Sie sagen, sie hätten mit dir gesprochen.«

»Was? Ich habe mit niemandem gesprochen!«

»Sie sagen, sie hätten dich darüber informiert, dass der Kommandant aufgetaucht ist …«

»Der was?«

»Der Kommandant des Panzers.«

»Ich habe mit niemandem gesprochen. Wann hätte ich denn mit irgendjemandem telefonieren sollen?«

»Ich hab dich telefonieren sehen.«

Wie er da aufgebaut stand, die Hände über sich an der Decke abgestützt, schien er etwas ganz anderes von ihr zu wollen. Da ging eine Aggression von ihm aus, die sich auf einmal eindeutig gegen sie richtete. Auch vorher war ihr das schon aufgefallen, jetzt aber war kein Zweifel mehr möglich. Aggressiv und feindselig. »Was ist denn mit dem Kommandanten?«, fragte sie mit schwacher Stimme.

»Dem geht's gut«, sagte Ole mit einer wegwerfenden Handbewegung. »Den Umständen entsprechend. Aber das weißt du ja auch.«

Das war schräg. »Was soll denn diese Unterstellung? Ich habe mit niemandem aus der … Zentrale gesprochen.«

»Aha. Mit wem dann?«

»Mit niemandem habe ich gesprochen.« Die Art, wie er sie ansah, war bedrohlich, von oben herab, viel zu nah. Sie fühlte sich überführt: Er hatte sie telefonieren sehen.

Eine lange Pause entstand, in der ihr Gehirn blockierte wie beim Vorsprechen, wenn man sich hilflos dabei zusah, wie man den einzig wahrhaftigen Ausdruck verfehlte. Verzweifelt versuchte sie, diese fürchterliche Starre zu überwinden, die Starre eines geblendeten Wildes.

»Ich glaube, ich kenne die Schwangere.«

Sein Gesicht zeigte Verblüffung; daraus schloss sie, dass er damit nicht gerechnet hatte.

»Du glaubst, dass du sie kennst«, wiederholte er abwartend.

»Was heißt kennen. Wie man sich hier eben kennt. Jeder kennt ja jeden irgendwie.«

»Und wie kommst du darauf, dass es diese Aurelia ist?«

»Aurora. Ich glaube, den Namen hat er sich ausgedacht. Ich kenne auf der ganzen Insel niemanden, die so heißt.«

»Und wie heißt sie dann?«

»Weiß ich nicht.«

»Was soll das?«, fragte er verärgert. »Das ergibt doch keinen Sinn!«

»Ich habe den Namen vergessen. Ich kenne die Frau nicht. Nicht persönlich zumindest.«

»Wieso sollte er sich dann einen Namen ausdenken und nicht einfach den richtigen sagen?«

»Das weiß ich nicht!«

»Sag mal!« Er sah ihr mit bohrendem Blick in die Augen. Eine Sekunde hielt sie stand, zwei, dann blinzelte sie und sah weg. »Du erzählst mir, du weißt, wer die Schwangere ist, kennst aber nicht ihren Namen?«

»Das ist eine kleine Insel. Es gibt nicht so viele Schwangere. Ich habe eine Vermutung, wer es sein könnte.«

»Eine Vermutung hast du also.«

Heureka, dachte Ole. Nicht, weil er sich so etwas gedacht hatte, denn er wusste ja noch nicht einmal, was »so etwas« in diesem Fall bedeuten könnte. Er hatte sich überhaupt nichts gedacht; wenn er jemals so etwas wie journalistische oder gar detektivische Intuition gehabt hatte, dann war in den letzten Jahren nur noch ein Abglanz davon übrig geblieben. Es war auch nicht so, dass er Tamara von Anfang an für unaufrichtig gehalten hätte; das Gegenteil war der Fall. Tatsächlich freute er sich in diesem Moment nur darüber, dass seine Geschichte noch mehr Fleisch bekam. Er wusste nicht, ob es sich gut garen lassen würde, ob es mürbe war, sehnig oder fad. Dass Eric ihnen einen falschen Namen genannt hatte, konnte nichts mit ihm zu tun haben, denn Ole war fremd auf der Insel. Also wollte er nicht, dass Tamara wusste, wohin die Fahrt ging. Und das bedeutete, dass die beiden sich kannten. Tamara saß in der Falle. Er konnte sich zurücklehnen und zusehen, wie sich durch ihr Zappeln die Schlinge um ihren Hals nur noch enger zog. Ob man ihm wohl übel nähme, dieses Machtgefühl genüsslich auszukosten?

»Warum hast du mir nichts darüber gesagt?«, fragte er möglichst unnachgiebig.

»Ich bin Ihnen doch keine … also verstehen Sie mich nicht falsch, aber … ich muss doch überhaupt nichts …«

Da hatte sie recht, das war die falsche Frage gewesen. Er wollte schon nicken und verständig »Natürlich« sagen, aber natürlich tat er das nicht.

»Irgendwie merkwürdig, diese Heimlichtuerei«, sagte er stattdessen. Das wiederum war wenig investigativ, da ging schon noch etwas mehr. Konzentrier dich mal ein bisschen, Ole.

»Ist er der Vater?«, wurde daraus. Fast wunderte Ole sich: Wo war das denn jetzt hergekommen? Die Frage war nicht nur genial, sondern, Tamaras Gesicht zufolge, ein Volltreffer: Ihre Mimik kollabierte wie ein Abrissgebäude bei der Sprengung.

»Was? Woher soll ich das wissen?«

»Na, du scheinst eine ganze Menge zu wissen.«

»Ich glaube, du musst mir noch ein bisschen mehr über unseren Simpel erzählen«, sagte Ole nach einer Weile dröhnenden Schweigens zwischen ihnen.

Ich muss überhaupt nichts erzählen, dachte Tamara, weder von Eric, noch von sonst jemandem. Falls das ein Verhör sein sollte, würde sie sich nicht darauf einlassen.

Sie schwieg noch einen Moment und genoss die Gewissheit, nicht sagen zu müssen, was sie nicht sagen wollte. Dann sagte sie: »Was mich interessiert: Warum nennen Sie ihn eigentlich so?«

»Weil er nicht der hellste Stern am Weihnachtshimmel ist.«

»Aber müssen Sie deswegen so herablassend zu ihm sein?«

»Zu wem soll ich denn sonst herablassend sein?«

»Ist das Ihre Antwort?« Jetzt war sie es, die herablassend war; allerdings gab es manchmal keine andere Möglichkeit. Manchmal musste man dieselben Waffen benutzen wie die Besserwisser.

»Warum setzt du dich so für ihn ein?«, fragte Ole.

»Weil ich es nicht richtig finde …«

Er unterbrach sie. »Was, wenn er gefährlich ist? Schon mal darüber nachgedacht? Vielleicht verteidigst du einen Geistesgestörten? Einen Psychopathen? Einen Amokfahrer?«

»Warum sollte er denn gefährlich sein? Eric war immer ein herzensguter Mensch.«

»Weil er dein Auto repariert hat?«

»Weil ich das weiß.« Natürlich wusste sie es, sie kannte ihn ja. Leider hatte sie beschlossen, Ole nichts davon zu erzählen, wie sehr er auf dem Holzweg war.

Ein Wort ließ sie aufmerken. »Wie bitte?«

»Dass er bewaffnet ist! Er hat seinem Kommandanten die Waffe abgenommen und ihn zum Aussteigen gezwungen. Hast du nicht gewusst, was? Der Arme ist stundenlang in der Kälte rumgeirrt. Wäre fast erfroren, und das an Weihnachten. Wie herzensgut ist er jetzt, dein Simpel?«

Das ist unmöglich, dachte sie. Gleichzeitig spürte sie aber in ihren Eingeweiden etwas wie ein Gift, das ihr vor Stunden eingeflößt worden war und jetzt zu wirken begann. Das Ganze formte sich noch nicht zu einem Bild, aber sie hatte noch stärker als zuvor das Gefühl, dass Eric einem Plan folgte. Hatte er etwa *gewusst*, dass sie heute Bereitschaft hatte? Konnte es sein, dass Eric irgendetwas mit ihr vorhatte?

Ihr wurde ganz schlecht. Der Panzer war gestohlen. Eric war bewaffnet. Und sie und Ole waren de facto entführt.

»Du hast gesagt ›er war immer‹ ein herzensguter Mensch«, sagte Ole. »Du hast Eric also schon öfter als einmal getroffen.«

Sie dachte einen Moment über die beste Antwort darauf nach, obwohl es nicht einmal eine Frage gewesen war, und als sie so weit war, merkte sie schon beim Sprechen, dass sie eine Millisekunde zu lang gezögert hatte. »Ja, schon. Als ich den Wagen wieder abgeholt habe. Da hab ich ihn noch mal gesehen.« Ihre Stimme klang wieder so verräterisch dünn, als spräche sie am Ende eines langen Wettlaufs oder einer alpinen Extremtour. Im Lügen war sie noch nie gut gewesen.

»Du kennst ihn«, sagte Ole in einem Ton, der vor weiterem Widerspruch dringend warnte. »Woher kennst du ihn?«

»Er … er war mal bei uns zum Essen.«

»Bei wem? Bei dir und deinem Banker? In eurem Eispalast?«

»Ja. Als Dankeschön. Wegen der Reparatur.«

»Du bedankst dich bei deinem Mechaniker mit einem privaten Abendessen? Ich will dir nicht zu nahe treten …«

»Warum denn nicht?«

»Warum ich dir nicht zu nahe treten will?«

»So was ist ganz normal hier. Das nennt man netzwerken.«

»Ah. Und was hattet ihr zu netzwerken mit dem Simpel?«

Wenn man nicht viel Erfahrung im Lügen hatte, dann ließ man sich schnell in die Ecke drängen, dachte sie; genau das geschah jetzt. Leute, die sich mit so etwas auskannten, wären längst zum Gegenangriff übergegangen, denn das war die einzige Möglichkeit, sich aus einer Ecke zu befreien. Deswegen wurden öffentliche Debatten so aggressiv geführt: Wenn man sich erklärt, ist das eine Rechtfertigung, und damit hat man schon verloren, Tamara.

»Das ist privat«, sagte sie und verschränkte die Arme vor der Brust. Wenn Ole noch Zweifel an ihrer Unehrlichkeit gehabt hätte, wären diese spätestens jetzt getilgt worden.

»Mähhhhp«, machte er dann auch, als drücke er einen Buzzer. »Du hast mich die ganze Zeit über verladen. Ich denke, das Recht auf Privatheit hast du verwirkt.«

»Das denke ich aber …«

»Ich sitze mit dir in diesem scheiß Panzer fest, wahrscheinlich sogar *wegen* dir, statt mir jetzt in meinem warmen Zimmer gemütlich, na ja, ist ja auch egal. Also was habt ihr reichen Leute mit dem armen Simpel zu netzwerken?«

»Er ist kein Simpel. Wir hätten uns gar nicht auf ihn eingelassen, wenn …«

»Eingelassen? Jetzt habt ihr euch schon auf ihn *eingelassen*? Flotter Dreier oder wie?«

»Stopp!«, sagte sie laut. Das sollte vermutlich ein Machtwort sein, dachte Ole. Sie hoffte wohl, dass Eric sie hören könnte, aber die Mikros lagen nach wie vor im Deckenkasten, und überhaupt hatte sie ihr zartes Stimmchen ja lediglich um wenige Mikrobel erhoben. Jetzt sprach sie immerhin gefasst und sogar im Ton einer ernsthaften Ermahnung weiter: »Ich lasse es nicht zu, dass Sie so über uns reden!«

»Das war gar nicht böse gemeint«, sagte er ebenso ernst. »Bei dem, was so ein Banker alles zu tun hat, kann es doch mal vorkommen, dass er's einfach nicht alleine schafft …«

»Verdammt noch mal!«, schrie sie, stand auf und setzte sich, weil es zu stark schwankte und sie Ole nicht noch näher rücken wollte, sofort wieder hin, was ihr Gefühl der Hilflosigkeit nur noch vergrößerte. Sie sah zur Klappe, aber alles, was sie würde tun können, war, aus dem fahrenden Panzer hinaus in den Schnee zu springen. Eric würde das nicht einmal mitbekommen und einfach weiterfahren, und sie wäre allein hier draußen, in einem Schneesturm, nachts. Sie atmete tief ein und wieder aus, schloss die Augen für einen Moment, suchte ihre Mitte und fand sie nicht. Sie fühlte sich elend. »Offensichtlich wollen Sie mich nur provozieren.«

»Ich will bloß, dass du mir die Wahrheit sagst, Schätzchen.« Hatte er gerade wirklich Schätzchen gesagt? »Wenn das mit Provokation besser klappt, mach ich's gerne. Ich hab aber wirklich noch nicht damit angefangen.«

»Es ist demütigend für mich, hier so ... ordinär von Ihnen befragt zu werden.«

Jetzt versuchte sie es also mit Appellen. Gegen seine fiesen Übergriffe setzte sie die Kraft ehrlicher Selbstentblößung, die dann wohl ein *aufrichtiges Gespräch* ermöglichen sollte. Antrag abgelehnt.

»Das tut mir schrecklich leid«, sagte er so süffisant es ging.

»Wie würde denn Ihnen das gefallen? Gehen Sie so auch an Ihre Reportagen heran? Mit Unterstellungen und sexistischen Vorurteilen?«

»Sind meine wichtigsten Werkzeuge.«

»Ist das der Grund, weswegen man Sie das Wetter aufschreiben lässt?«

»Der war nicht schlecht, aber wir kommen ein bisschen vom Thema ab.«

»Ich unterhalte mich gerne mit Ihnen, aber nicht ohne ein Mindestmaß an Respekt.«

»Wo wir gerade dabei sind: Vielleicht kannst du dann auch diese ... diese gönnerhafte Hebammenattitüde sein lassen.«

»Sie kennen mich überhaupt nicht«, sagte sie.

Was er sehen konnte: Sie war jetzt wieder vollkommen ruhig und beherrscht. Innerlich aufgewühlt, ganz zweifelsohne, aber doch Tochter aus höherem Hause, auch wenn es Mohammedaner waren. Was er zu ihr sagte, ließ sie an sich abprallen, nicht einmal ein abwehrendes Lachen befand sie für nötig. Ihre arrogante

Gleichgültigkeit war der Generalbeweis für die Treffsicherheit seines Psychogramms: Dass nämlich ihre inkludierende Freundlichkeit im Grunde die widerlichste Form der Herablassung war.

»Gibt es eigentlich auch männliche Hebammen?«

Seine Themenwechsel waren vermutlich eine einstudierte Taktik. Wieder sah sie sich instinktiv nach einem Ausgang um, es gab aber immer noch keinen. Der Mannschaftsraum kam ihr jetzt viel enger vor; natürlich hing das auch damit zusammen, dass Ole noch immer dicht vor ihr stand, während sie saß.

»Nein. Ich kenne keinen. Was soll das?«

»Und ist das dann nicht eigentlich auch Diskriminierung?« Er grinste, als hätte er einen besonders schwer aufzuspürenden gesellschaftlichen Widerspruch entdeckt.

»Könnten Sie ein bisschen … Abstand halten? Mich macht das nervös, wenn Sie so …«

»Ach, ich mache dich also nervös?«, unterbrach er sie. »Warum denn?« Ihr kam es vor, als würde er sein Gewicht jetzt sogar noch nach vorn verlagern.

»Sie bedrängen mich.«

»Ich bedränge dich nicht.«

»Das kann ich vielleicht besser beurteilen.«

»Ich bin höchstens hartnäckig. Weil du meine Frage nicht beantwortest.«

»Ich kann mich ehrlich gesagt an die Frage schon gar nicht mehr …«

»Was hattet ihr drei beim Essen zu besprechen? Du hast ihn doch nicht eingeladen, weil er dein Auto repariert hat. Was wolltet ihr von ihm?«

»Gar nichts wollte ich, und wir schon gar nicht.«

Die Angelegenheit war eigentlich gar nicht so schwer zu durchschauen, dachte Ole. Sie war seinen Fragen nach ihrer Familie ausgewichen, sie übernahm Dienst am Heiligabend: Daraus ihre Kinderlosigkeit zu schließen, war nicht allzu abwegig. Kinderlos, Mitte dreißig, plus: Es lag nicht an ihr, siehe ihre Dünnhäutigkeit, als Ole auf die Potenz ihres Bankers zu sprechen gekommen war. Sie wollten ein Kind, beide; oder aber Tamara wollte eines, und der Banker wollte sie nicht verlieren. Es war um irgendeine Art von Handel mit Eric gegangen. Geld, vermutlich; wer in einer Autowerkstatt aushalf, konnte Geld gebrauchen.

So weit ergab die Geschichte Sinn. Nicht nur das, sie war auch reich an innerer Dramatik, an Tragik sogar. Wie aber war es gekommen, dass sie nun gemeinsam in diesem Panzer saßen? Hatten Tamara und Eric sich ineinander verliebt? Schwer vorstellbar. Vielleicht nur Eric, unerwidert? Nein, so wirkten sie nicht. Interessant auch die Frage, ob die Bestäubung überhaupt stattgefunden hatte oder in letzter Sekunde gescheitert war, etwa an ethischen Skrupeln, höherer Honorarforderung, plötzlichem Erdbeben? Was war schiefgelaufen?

»Komm schon, Tamara. Irgendwas stimmt hier ganz und gar nicht, und du weißt, was es ist, und ich weiß es nicht. Das ist ungerecht.«

»Es geht Sie nichts an. Ich entscheide, wem ich Einblick in meine Privatangelegenheiten gebe und wem nicht.«

»Aber es *sind* eben keine Privatangelegenheiten!«

Sie sagte nichts.

»Außerdem weiß ich das meiste sowieso schon. Du musst mir nur noch das eine oder andere Stichwort geben. Oder ich frage, und du nickst oder schüttelst bloß den Kopf.«

»Das ist ja lächerlich.«

»Finde ich auch.«

»Ich werde Ihnen sowieso nicht die Erlaubnis geben, das in Ihrem Artikel zu verwursten. Oder was immer Sie da schreiben.«

»Ich sagte ja schon, dass es mir nicht um dich persönlich …«

»Warum löchern Sie mich dann?«

»Weil ich verstehen will, warum du den Simpel in Schutz nimmst.«

»Ich nehme ihn nicht in Schutz.«

Ole setzte sich wieder hin: ein strategischer Rückzug, keine Fluchtbewegung. »Vielleicht plant er ja einen Anschlag auf das Schweinesystem«, sagte er, angelte seine Flasche und nahm einen wärmenden Schluck. Er sah Wut in ihren Augen und daher auch keinerlei Verständnis für sein Wortspiel. Dabei fand er es gar nicht mal so misslungen. Bornholm, achtzehn Schweine pro Einwohner, Schweinesystem: Das war doch durchaus komisch. Bei ihr schien das aber nicht zu fruchten. Humor war ja generell nicht ihre Stärke, Verknöcherung im Endstadium, oder vielleicht lag es auch schlicht und ergreifend daran, dass es doch nicht so komisch war.

»Ein kleiner Witz«, erklärte er mit gezwungener Nachsicht und prostete ihr zu.

Er beschloss, sie in Ruhe zu lassen; Interviewpartner für intime Geständnisse aufzuschließen war ohnehin nicht seine Spezialität. Seine Kolumne hatte sich auch nicht gerade durch übermäßige Einfühlsamkeit ausgezeichnet.

Er stand auf und holte die Helme wieder aus dem Deckenkasten. Darunter, ganz am Boden, entdeckte er ein zerlesenes Handbuch. Er blätterte darin; es war eine Panzerfibel.

Er legte Tamaras Helm zurück auf den Sitz neben ihr und setzte sich auf seinen. Das Handbuch war im Stil eines Kinderbuchs gestaltet, mit vielen Zeichnungen und deutlich darum bemüht, die strenge Materie möglichst locker darzubieten, mitunter sogar in Reimen:

> Es gilt bei jedem Panzertyp
> Genau das gleiche Grundprinzip.
> Als erstes lernt schon der Rekrut:

Bleib klar im Kopf, und hab ruhig Blut!
Als Zweites: Lass den Gegner ran,
bis man ihn sicher knacken kann!
Was ist's für einer? Schau gut hin!
Wann kann er dich, wann kannst du ihn?
Ein jeder Panzer ist zu brechen,
Kennst du den Typ und seine Schwächen.

Das Buch war gut ein halbes Jahrhundert alt, ober offensichtlich mit zeitloser Weisheit gesegnet. Da musste erst ein Militärratgeber kommen, um ihm die richtige Strategie im letzten Gefecht der Geschlechter zu liefern.

Tamara blickte auf. Ole hatte an etwas gerührt. Natürlich fragte sie sich, ob Erics eigenartiges Verhalten nicht doch etwas mit ihrem … Arrangement zu tun haben konnte. Die Frage beunruhigte sie sogar. Aber sie hatten sich damals zumindest korrekt verhalten ihm gegenüber. Jasper war immer ein wenig distanziert gewesen, das war seine Art, aber niemals herablassend. Ihre Treffen – es waren ja nur zwei gewesen – waren ungezwungen und sogar heiter abgelaufen, sie hatten Wein getrunken, Eric das Haus gezeigt, erfolgreich so getan, als sei es nicht für alle Beteiligten eine delikate Angelegenheit. Sie waren völlig ehrlich mit ihm gewesen, transparent, offen in jeder Hinsicht: Dass für sie nur eine natürliche Zeugung in Frage käme und dass die Vorstellung eines anonymen Erzeugers für sie schrecklich war. Beide, Jasper und Eric, hatten damals verständnisvoll genickt, doch es war vermutlich dieser Punkt, zu dem Jasper von Anfang an ein völlig anderes Verhältnis gehabt hatte. Dass sie es sich dann schließlich anders überlegt hatten, war für Eric anscheinend kein großes Problem gewesen; Jasper hatte ihm einen Teil seines Honorars trotzdem ausbezahlt. Für seinen »Verdienstausfall«, wie er sich ausgedrückt hatte.

»Du hast vorhin nach meinem Kind gefragt«, sagte Ole jetzt. »Er ist bei seiner Mutter. Ist erwachsen inzwischen, der Junge.«

Tamara wirkte – alles andere hätte Ole überrascht – nicht sonderlich interessiert, aber zumindest war sie so höflich, Interesse zu heucheln. Das reichte ihm fürs Erste.

»Aha. Und … sehen Sie ihn oft?«

Er dachte daran, wie Jacob in seiner Kopenhagener Küche gesessen hatte, an einem Resopaltisch, den Ole für Design und den Jacob, wie er befürchtete, für eine geschmacklose Notlösung halten musste, bis er – sehr schnell – daran erinnert wurde, dass Jacob für solche Dinge gar keinen Sinn hatte. Seine Krankheit – die seine geschiedene Frau nie als solche bezeichnen wollte – hatte jemanden aus ihm gemacht, der an starre Tagesroutinen gewöhnt war, sich extrem gut mit Computerlinguistik auskannte und mit Gemütslagen anderer Menschen extrem schlecht. Die Idee, seinen Vater ausfindig zu machen und ihn zu »konfrontieren« – wie das seine Ex mit einiger Sicherheit genannt hätte –, war sicher nicht von ihm gekommen. Er war jetzt einundzwanzig Jahre alt und mit der Situation, in die er sich manövriert hatte, vermutlich weitaus überforderter als Ole. Sinn für das angemessene Pathos einer solchen Familienzusammenführung hatten beide nicht. In der Spüle weichte das Geschirr der letzten drei Tage ein, und Ole trug noch immer die gelben Gummihandschuhe, die er sich übergezogen hatte, kurz bevor es geklingelt hatte. Er hätte gern ein Leben geführt, in dem er entweder eine Spülmaschine besaß oder in Würde eine Putzfrau beschäftigen konnte. Aber solch ein Leben führte er nicht.

»Hier wohnst du also?«, hatte Jacob gesagt. Er sah nicht aus, wie Ole sich einen Autisten immer vorgestellt hatte, seit er *Rain Man* und *Zeit des Erwachens* gesehen hatte: hochgeschlossener Hemdkragen, vom Eigenfett im Scheitel gehaltene Diktatorenfrisur, Behindertenwerkstattschuhe. Jacob hingegen trug, was die aktuelle Junggeneration heute eben so trug, die Haare kurz und den Bart gestutzt, dazu dezente oder gar keine Markennamen, und alles ohne giftige Inhaltsstoffe. Es gab keinen Anlass, sich in seinen Gesichtszügen oder Gesten auch nur ansatzweise wiederzuerkennen. In der einschlägigen Belletristik wurden Begegnungen wie diese gern hochemotional dargestellt. Ole aber wusste, dass Jacob Asperger-Autist war und diese ganze Szenerie vermutlich wie durch ein umgedrehtes Fernglas erlebte. Nicht einmal er selber war emotional. Er fühlte sich wie jemand, den man beim Abwasch gestört hatte.

»Es ist nicht groß, aber für mich alleine reicht es«, sagte er. Er bot Jacob ein Glas Wasser an. Jacob wollte nichts. Da er auch nichts weiter sagte, fügte Ole hinzu: »Ich bin sowieso viel unterwegs.«

Jacob nahm die Packung mit den Tabletten gegen übermäßigen Harndrang, die vor ihm auf dem Tisch lag, und untersuchte sie eingehend.

»Interessieren dich die Nebenwirkungen?«, fragte Ole im Plauderton. Jacob sah ihn nur kurz an und dann wieder auf die Packung.

»Deine Mutter wird dir sicher erzählt haben, dass ich für die Zeitung arbeite«, sagte er.

Jacob schüttelte den Kopf und legte die Packung langsam wieder auf den Tisch zurück. »Nein.«

»Was hat sie dir denn über mich erzählt?«

Jacob verlagerte langsam das Gewicht auf seinem Stuhl, als müsse er eine Flatulenz entweichen lassen. »Nichts.«

Eine Pause entstand, in der Ole keinerlei Idee entwickelte, wie das Gespräch fortzusetzen sei. Sein Telefon klingelte, er war dankbar für die Unterbrechung, aber es war nur ein Marktforschungsinstitut. Als er sich wieder setzte, sagte Jacob: »Ich will übrigens den Unterhalt von dir. Für die letzten dreizehn Jahre.«

Ole verstand zwar die Wörter und ihre Bedeutung, war aber außerstande, sie auf sich zu beziehen.

Etwas rumpelte, der Panzer kippte in einem halsbrecherischen Winkel bugwärts, als ginge es einen längeren Abhang hinab. Sie hatte ganz vergessen, wo sie waren, oder besser gesagt vergessen, dass sie es schon längst nicht mehr wusste. Sie wollte diese Sache endlich hinter sich bringen und nach Hause zurückkehren. Jasper würde sie nach ihrem Erlebnis fragen, sie würden ein Glas Rotwein miteinander trinken und über den kommenden Frühling sprechen, in dem sie plante, weitere Bienenbeuten anzulegen, um ihren Honig künftig nicht nur auf den Märkten der Ferienorte, sondern auch den Restaurants in Rønne anzubieten, und das Gewächshaus zu erweitern, um in Zukunft noch mehr Süße in die Tomaten zu bekommen und vielleicht einige ältere Sorten zu pflanzen, Sorten, die der Einheitsmarkt längst vergessen hatte: Maja, Dester oder auch die gerippte Schellenberg's Favorite. Wenn sie die ganze Fläche nutzte, die hinter dem Haus, an der Südseite, zur Verfügung stand, dann würde sie genug produzieren können, um sie ebenfalls anzubieten. Aber dazu müsste sie endlich die Wurzel der alten Linde ausgraben und den baufälligen Schuppen abreißen. Das alles würde sie ebenso allein machen, dachte sie, wie auch ihren Protest gegen die Pestizidnutzung der Maisbauern formulieren, oder den Zaun der Koppel ausbessern, und Jasper würde sagen: Lass das doch jemanden machen.

»Als ich ihn das letzte Mal gesehen habe, wollte er Geld«, sagte Ole.

»Oh«, sagte Tamara.

Ole war ebenfalls perplex gewesen, aber nur einen kleinen Moment. »Sagt das deine Mutter? Hat sie dich geschickt?«

Wortlos griff Jacob in seinen Stoffbeutel, zog einen Ordner heraus, entnahm ihm etwas übertrieben feierlich ein sorgfältig in Schutzfolie abgeheftetes Papier und schob es Ole hinüber.

»Hab meine Brille nicht auf«, hatte der aber gesagt, ohne einen Blick darauf zu werfen.

»Das ist von meinem Anwalt.«

»Und? Was will er, dein Anwalt?«

»Wir geben dir die Möglichkeit einer Vergleichszahlung, andernfalls wird er Klage einreichen.«

»Das heißt, du wirst Klage einreichen, oder? Nicht er.«

»Das kommt auf das Gleiche raus«, sagte Jacob.

»Das sehe ich anders«, sagte Ole.

»Was sagst du dazu?«

»Hörst du doch.«

»Nein, ich meine ...«

»Sieh dich mal um. Was glaubst du, wer hier wohnt?«

»Du.«

»Genau. Und sehe ich aus, als könnte ich dir den Unterhalt der letzten dreizehn Jahre nachzahlen?«

Jacob zog langsam das Papier zu sich heran und heftete es wieder ab. Er steckte den Ordner zurück in seine Tasche und stand auf. »Mama hat mir schon gesagt, dass du das sagen würdest. Wir regeln das dann vor Gericht.« Er hatte sich schon zur Tür umgedreht und machte Anstalten, wieder zu gehen, als sei alles Wichtige gesagt.

»Hat deine Mutter dir auch erzählt, dass sie mir all die Jahre verweigert hat, dich zu sehen? Dass sie es sogar geschafft hat, mir das Sorgerecht wegzunehmen?«

»Stimmt das?«, fragte Tamara.

»Kann sein. Keine Ahnung«, hatte Jacob gesagt. »Aber du warst verpflichtet, Unterhalt zu zahlen, auch ohne Sorgerecht.«

»Und was hast du dazu gesagt?«, fragte Tamara.

»Was ich gesagt habe?«

Nichts hatte er gesagt. Er war aufgestanden und hatte seinen Abwasch fortgesetzt. Die Gefühle, die er bei Jacobs Eintreten nicht gehabt hatte, brachen jetzt aus ihm hervor. Es hätte Scham darüber sein können, dass er Jacobs Diagnose geleugnet hatte, oder Reue, weil er seiner Ex damit Anlass gegeben hatte zu glauben, er könne auf Jacob und seine besonderen Bedürfnisse nicht angemessen eingehen, oder Schuldbewusstsein, weil das stimmte. Bedauern wäre angemessen gewesen, weil ihre Beziehung unter Oles Leugnung zerbrochen war, Trauer, weil letztlich sehr wenige Dinge im Leben – und das Schreiben von Zeitungsartikeln für ein Lokalblatt gehörte nicht dazu – von bleibendem Wert sind, und Resignation, weil man es ihm zu schwer gemacht, zu viel von ihm gefordert, ihn zum Scheitern verpflichtet hatte;

Ärger, weil Hanne ihm nicht erlaubt hatte, Jacob normal zu behandeln, und Enttäuschung, weil Jacob sich nicht normal verhalten hatte; Verzweiflung, weil das Glück und die Freude, die er spüren wollte, nicht erwidert wurden. Dies alles hätte er fühlen können. Was er aber fühlte, war Wut. Alles, was da hätte sein können, hatte sich nun zu einer Zahlungsforderung verdichtet.

Das Geschirr rumpelte gedämpft im Wasser. Die Wut war übrig geblieben und beherrschte ihn mehr und mehr, Wut auf Jacob, mehr noch auf dessen Mutter, am meisten auf sich selbst.

»Raus«, hatte er gesagt, ohne Jacob noch einmal anzusehen.

Tamara sagte nichts. Als er angefangen hatte, von Jacob zu erzählen, war er noch ganz ruhig gewesen, fast so, als hätte er eine heitere Episode zum Besten zu geben. Nun aber hatte ihn die Erinnerung aufgebracht, und statt von Tamara bestärkt zu werden, kritisierte sie ihn mit ihrem Schweigen.

»Was hätte ich denn sonst sagen sollen? Wir können über alles reden? Willst du nicht doch einen Tee?«

»Ich weiß nicht. Vielleicht wäre das einen Versuch …«

»Einen Scheiß wäre das wert gewesen«, sagte Ole brüsk.

Tamara schwieg. Sie wusste nicht und konnte sich nicht vorstellen, welcher Art ihre Bestürzung darüber gewesen wäre, wenn das Kind, das sie empfangen, geboren und erzogen, dessen Bedürfnisse sie befriedigt und Fähigkeiten sie gefördert hatte, sich schließlich, als erwachsener Mensch, unter Vorwürfen gegen sie wenden würde. Sie spürte, dass Oles Wut nur sein Versuch war, sich nicht hilflos zu fühlen.

Er wollte noch weitersprechen, aber in diesem Moment wurden sie beide heftig zur Seite geschleudert; das Licht erlosch. Der Panzer war ruckartig zum Stehen gekommen. Der Motor lief noch, aber offenbar im Leerlauf; nach ein paar Sekunden erstarb auch dieses Geräusch. Dann legte sich absolute Stille über sie, Stille und Finsternis, als hätte ein kilometertiefes Loch im Boden sie verschluckt.

»Eric? Eric, kannst du mich hören? Hier hinten ist es ganz dunkel geworden. Was ist los?«

Aber Eric reagierte nicht. Die Leitung schien tot zu sein.

»Vielleicht ein Stromausfall.« Tamara hörte Ole nicht über das COM, sondern weil nichts mehr seine Worte übertönte.

Sie wartete eine Weile und zwang sich, ruhig zu atmen. Da war nicht das kleinste Licht, nirgendwo, und auch kein Geräusch mehr, nicht einmal Oles Atem hörte sie, so als sei sie plötzlich vollkommen allein.

»Was ist passiert?« Sie erhoffte sich weniger eine Antwort auf die Frage; sie hatte einfach das Bedürfnis, eine Stimme zu hören, und sei es nur ihre eigene.

»Keine Ahnung«, sagte Ole. Sie hörte, dass er sich bewegte, dass er aufstand, dass er irgendetwas umstieß. Seine Flasche kullerte über den Boden.

»Was ist? Was machen Sie?«

Er sagte nichts. Sie spürte, dass er sich in ihre Richtung tastete.

»Was haben Sie vor?«

Plötzlich hatte sie seine Hand im Gesicht. Sie schrie auf, er sagte etwas, das sie nicht verstand; seine Hand hatte ihr Gesicht schon wieder verlassen.

»Was soll denn das?«

»Tschuldigung«, sagte Ole. Er entfernte sich von ihr, dann hörte sie, wie er sich an der Verriegelung zu schaffen machte. Es klackte, ein Lichtschein wurde sichtbar, sofort heulte der Wind auf und trieb Schneeflocken herein. Schemenhaft erkannte sie Oles Umriss im nun einfallenden Widerschein irgendeiner Helligkeit. War da draußen eine Lichtquelle? Sie sah eine Art Glimmen, das in unregelmäßigen Abständen beinahe zuckend pulsierte, konnte es aber nicht einordnen.

Ole stieß die Tür auf und sah hinaus. Der Schnee fiel ihm fast waagerecht in die Augen, er brauchte einen Augenblick, bis er etwas erkennen konnte. Plötzlich war es hell wie unter starken, flackernden Scheinwerfern. Von irgendwoher kam ein Geräusch wie beim Schweißen in einer Werkstatt, dazu der pulsierend wiederkehrende Lichtschein, dessen Ursprung Ole von hier drinnen nicht ausmachen konnte.

»Einen Moment bloß«, sagte er und nahm seine Jacke. »Bin gleich zurück.«

Er kletterte hinaus. In den Fahrspuren der Ketten war der Schnee flachgedrückt, doch jenseits davon musste er einen knappen Meter hoch sein. Von den Rändern bröckelte es wie von einer Steilküste bei Springflut. Mühsam bahnte Ole sich einen Weg ein paar Meter weg vom Panzer. Der Sturm riss an seiner Jacke, einzelne Böen waren so stark, dass er Mühe hatte, sich auf den Beinen zu halten; sie peitschten eisige Schneekristalle in sein Gesicht wie Schrapnelle. Er drehte sich um, stand jetzt mit dem Rücken zum Wind, konnte den Panzer gut sehen, und mit ihm die Quelle des Lichts.

Er hatte keine Erklärung, wie das möglich war.

Tamara hatte schon ihren Mantel angezogen, da erschien Ole wieder in der Tür.

»Ist vielleicht besser, wenn Sie da rauskommen«, sagte er.

»Wieso? Was ist passiert?« Sie wollte sich am Türrahmen abstützen, doch er stieß heftig ihren Arm zurück. »Nichts anfassen!«

Wieder bemerkte Tamara das Flackern jenseits der Klappe.

»Was ist denn? Haben wir einen Unfall gehabt?«

»So was in der Art.«

Es war ein unnatürliches, kaltes Licht, das nicht hierher gehörte. Blitzartig zuckte es auf und verschwand wieder. Sie hatte keine Angst, die Sache schien ihr eigentlich nicht weiter bedrohlich; sie war eher neugierig, woher dieses Flackern kam.

»Was ist das?«

»Nichts anfassen«, wiederholte Ole. Seine Stimme klang ruhig, aber sie spürte den Ernst darin und die Gefahr, um die sie zu wissen schien. Tamara sah forschend hinaus und versuchte, durch das dichte Schneetreiben etwas zu erkennen. Sie waren auf einem Feld; jedenfalls sah sie nichts als Weiß, das sich im Bildrauschen jenseits des Einstiegs rasch in der Dunkelheit verlor. Zur anderen Seite hin erkannte sie dichte Baumreihen: ein Wald. Sie griff in ihren Rucksack und holte die Stirnlampe heraus. Ein paar Meter entfernt, schon an der Schattengrenze, ragte ein Schild knapp über den Schnee hinaus, eine gelbe Warntafel mit einem schwarzen Blitz darauf: *Højspænding*.

Ole griff unvermittelt nach ihrem Arm und zog sie mit einem Ruck hinaus und vom Panzer fort. Sofort riss sie sich von ihm los. »Was soll das?«

»Weg vom Panzer!«

Als sie einige Meter entfernt war, sodass sie die Längsseite und Front des Vehikels einsehen konnte, sah sie die Lichterkette, die sich um den Geschützturm und die Kanone gewickelt hatte. Sie erkannte sie sofort wieder; im synchron-ungleichmäßigen Aufzucken der Lämpchen konnte sie sogar die nun gleichsam zerflossene Form des Geschenkpakets erkennen, das sich über die Stahlkarosse ausbreitete. Wie ist das möglich, dachte sie.

Als hätte sie die Frage laut gestellt, deutete Ole auf eine Stelle am Boden, gleich unterhalb der Kette. Im Schnee, kaum zu sehen, stoben Funken auf, im selben Rhythmus, in dem auch die Weihnachtsbeleuchtung wie unter einem Defibrillator zum Leben erwachte und gleich wieder erstarb. Ihr Blick folgte dem Kabel, das aus dem Schnee ragte und steil in den dunklen Himmel emporführte, bis sie unvermittelt an Eric hängen blieb, der bewegungslos in der Luke des Führerstandes verharrte. Seine Hände waren erhoben, so als wollte er etwas vor oder unter sich beschwören.

Eric folgte mit den Augen gebannt dem Kabel der Hochspannungsleitung, das unter dem Panzer verschwand. Es gab ein knisterndes elektrisches Summen, immer wenn es seine Spannung auf das Chassis des Panzers übertrug. Er wusste: wenn er sich mit der Hand abgestützt hätte, wie er es sonst immer tat, um sich aus dem Führerstand zu stemmen, dann wäre er jetzt tot. Zum Glück hatte er das Geräusch erkannt, sobald er die Luke aufgestoßen hatte, den verschmauchten Geruch, dazu das Licht, das es hier gar nicht geben dürfte.

Tamara rief etwas zu ihm hinüber, doch er konnte keine einzelnen Wörter verstehen. Sie winkte und deutete unter den Panzer, und als er ihr zurückwinkte zum Zeichen, dass er die Gefahr bereits erkannt hatte, versuchte sie näherzukommen. Ole hielt sie zurück, aber sie riss sich los und kam heran, bis auch Eric ihr signalisierte, dass sie sich fernhalten sollte.

»Das ist zu gefährlich!«

Er glitt wieder zurück in den Führerstand und kniete sich hinunter zur Bodenluke. Der Geruch wurde stärker, als er sie öffnete, doch er sah nichts als Schnee, der bis unmittelbar unter die Luke reichte. Es gab keine andere Möglichkeit: Er würde sich herausgraben müssen.

Er packte das Telefon und die Pistole in die kleine Feldtasche und machte sich sofort daran, den Schnee mit den Händen hinter sich zu schaufeln. Schon bald schimmerten durch die dünner werdende Schneedecke die unregelmäßigen Entladungen; wenn er weitergrub, würde er dem Kabelende sehr nahe kommen, vielleicht weniger als zwei Meter. Da Schnee ein schlechter Stromleiter war, würde er unbeschadet vorbeikommen – sofern er unterwegs nicht erfror. Ihm blieb aber keine Wahl: Er konnte nicht hier drin bleiben, er musste weiter, zu Jette.

Bald war das Loch tief genug, um sich hineinzuknien und in der Waagerechten weiter zu graben, hin zum Heck des Panzers. Um ihn herum war bald nichts als Dunkelheit und Kälte, über ihm der Wannenboden, dem er nicht zu nahe kommen durfte, wenn er nicht kalt gegrillt werden wollte, vor ihm gepresster Harsch, dicht und hart wie Eis. Bald war ihm, als kröche die Kälte in jede Pore seines Körpers. Der Schnee drang noch durch die kleinste Lücke seiner Kleidung, in den Nacken, an die Handgelenke, selbst in der Unterhose spürte er ihn. Er fühlte sich wie von einer Lawine verschüttet; immerhin hatte er eine Orientierung, in welche Richtung er graben musste. Gleichmäßig, fast mechanisch führte er den Schnee unter seinem Körper hindurch und hinter sich wie ein Maulwurf; bald waren seine Hände völlig taub geworden, und sein überlautes Schnaufen machte ihm Angst, so als sei es schon das untrügliche Anzeichen dafür, dass er hier unten, lebendig begraben, ersticken würde.

Er grub eine ganze Weile, vergaß die Zeit, hoffte nach jedem Zentimeter, den er erkämpft hatte, es würde der letzte gewesen sein, und wusste doch, dass er noch viele weitere vor sich hatte. Quälend langsam ging es voran. Er wusste Tamara und Ole dort draußen; sie konnten ihm nicht helfen.

Als er das Heck endlich erreicht hatte, spürte er große Erleichterung. Der Weg nach oben war nun frei. Panisch, wie ein Taucher, der mit dem letzten Sauerstoff in seiner Lunge an die Oberfläche strampelte, grub er wie entfesselt, Erschöpfung und Kälte vergessend, er spürte, wie der Druck des oben lastenden Schnees immer geringer wurde und die Befreiung jetzt zum Greifen nah war, und schließlich stieß seine Hand ins Nichts.

Ole entdeckte als Erster den roten Handschuh, unter dem sich rasch eine weiße Gestalt erhob und taumelnd näher kam, indes in kleinen Pulvernebeln dichte Placken von Schnee von ihr abfielen.

»Eric«, rief Tamara. »Bist du in Ordnung?« Eric antwortete nicht. Sein Gesicht war starr, wie halb erfroren.

»Er muss ins Warme«, rief Tamara zu Ole herüber. »Oder zumindest raus aus dem Sturm.«

Die einzige Möglichkeit war der Wald. Ole legte Erics Arm um seine Schultern, Tamara stützte ihn von der anderen Seite; gemeinsam schleppten sie ihn zum Waldrand.

Im Schutz der Bäume ließ das Zerren des Windes sofort nach, und der Schneefall wurde von den Wipfeln fast völlig abgeschirmt. Tamara begann, den Schnee von Erics Kleidung zu klopfen; träge, als hätte all das nur wenig mit ihm zu tun und als erkenne er den Nutzen nur allmählich, half Eric mit. Er musste halb am Erfrieren sein, dachte Ole, ebenso wie er selbst; nach wie vor trug er nur seine lächerliche Frühjahrsmode.

»Wir müssen irgendwie den Panzer freibekommen«, sagte Ole, ohne zu wissen, was genau er damit meinte.

»Ich habe es nicht gesehen«, sagte Eric mit abgewandtem Blick. »Hab das Kabel einfach nicht gesehen.«

»Wir können hier nicht bleiben«, sagte Ole zu Tamara. »Wo genau sind wir eigentlich?« Er sah von Tamara zu Eric. Dessen Gesicht war abzulesen, dass die Frage von seinen Ohren zur zuständigen Hirnregion einen hindernisreichen Weg zurückzulegen hatte.

»Keiner kennt sich auf der Insel so gut aus wie ich«, sagte er langsam; fast war es, als könnte Ole seine Kiefer knirschen hören.

»Sehr hilfreich«, sagte Ole. »Danke für das Gespräch.«

»Wir müssen zu Fuß weiter«, sagte Tamara.

»Auf keinen Fall«, sagte Ole. Er sah sich um. Früher war er mal Pfadfinder gewesen. Er hatte gelernt, wie man sich aus Ästen und Zweigen einen Unterstand machte und Feuer mithilfe von trockener Flechte. Er sah weder Zweige noch Flechte. Niemand hatte ihm beigebracht, wie man ein Iglu baute.

»Es muss doch irgendeine Möglichkeit geben, das Kabel von dem Panzer wegzubekommen«, beharrte er.

»Der Panzer *steht* auf dem Kabel«, sagte Eric.

»Dann eben umgekehrt!«

»Der Stromkreis ist überlastet. Ohne den Starter bekomme ich die Maschine nicht an.«

»Was ist mit der Kanone?«

»Was soll mit der Kanone sein?«, fragte Eric und sah ihn an. Tamara hörte auf, an Eric herumzuklopfen.

»So eine Kanone hat doch einen Rückstoß«, sagte Ole. »Wenn man einen Schuss abfeuert ...«

Tamara lachte. »Sie wollen hier in der Gegend herumballern?«

»Der hat doch gar keine scharfe Munition an Bord«, sagte Ole. Ihm kam der Gedanke durchaus plausibel vor; der Panzer war auf einem Truppenübungsplatz stationiert, und soweit er wusste, herrschte auf dänischem Territorium derzeit kein Krieg. »Es reichen doch ein paar Zentimeter! Was sagt der Grenadier?«

»Die Kanone hat Rückstoßdämpfer«, sagte der Grenadier knapp.

»Aber es gibt doch sicher eine Möglichkeit, die Dämpfung auszuschalten! Warum versuchen wir es nicht?«

»Wir haben keine Zeit zu verlieren«, sagte Eric. »Es kann nicht mehr weit sein. Wir können es leicht zu Fuß schaffen.«

»Ach ja?«, sagte Ole. Ihm war kalt. Er hatte mal einen Film gesehen, in dem Nazischergen einen Gefangenen mitten im tiefsten Winter nackt ausgezogen und so lange einen Wasserstrahl auf ihn gerichtet hatten, bis sein ganzer Körper von einer dicken Eisschicht umschlossen war. Er hatte sich das immer als den grausamsten aller Tode vorgestellt. Ole würde es durch den verdammten Schnee nirgendwohin schaffen.

»In welche Richtung denn überhaupt?«, fragte Tamara.

»In die gleiche, in die wir gefahren sind.«

»Kannst du vergessen«, sagte Ole.

»Du kannst ja hierbleiben«, sagte Eric und wandte sich zu Tamara. »Lass uns gehen.«

Tamara fühlte sich ratlos, wie damals, als sie in der Werkstatt in Klemensker versucht hatte, dem Chefmechaniker Johan Gustrup die Macken ihres Škodas zu erklären. Er hatte sie angesehen, wie ein Mechaniker eine Frau ansieht, die ihm ein technisches Problem schildert. Sein Blick sagte, dass er natürlich schon wusste, was dem Auto fehlte, Tamara aber der Höflichkeit halber ausreden ließ. Eric, der dann tatsächlich mit der Reparatur beauftragt wurde, fand allerdings heraus, dass die Startprobleme keineswegs mit der Lichtmaschine, sondern mit dem Zündgeber zusammenhingen, und ersparte ihr eine teure Neuanschaffung. Sie vertraute seinem technischen Sachverstand. Was seine Absichten anging, konnte sie das allerdings nicht behaupten. Andererseits war es aussichtslos, hierzubleiben und zu warten. Ein Bergungsfahrzeug würde sie frühestens morgen erreichen.

»Ist das nicht ziemlich gefährlich?«, sagte sie zu Eric. »Bei diesem Sturm ...«

»Wir schaffen das.«

»Wir haben nicht mal eine genaue Richtung.«

»Ich hab ein Navi in meinem ...«, begann Eric, und Tamaras Blick traf Oles. Sie konnte sehen, dass sie denselben Gedanken hatten.

»Kann ich mal sehen, Eric? Bitte?«, fragte sie.

Eric schirmte mit der einen Hand den Lichtkegel von Tamaras Stirnlampe ab, in dem er stand; mit der anderen griff er nach seiner Tasche, die er sich schräg umgehängt hatte. Er war nicht dumm. Außerdem war er sensibel; noch aus den Augenwinkeln hatte Tamara gesehen, wie er Oles erwartungsvollen Blick bemerkt und die Absicht darin erkannt hatte.

»Was soll das?«, fragte Eric sie jetzt. In seiner Frage lagen Kränkung und Angriffslust dicht beieinander. »Ich kenne den Weg. Lass uns gehen.«

»Du hast das nicht richtig verstanden«, sagte Ole. »Sie möchte dein Telefon sehen.«

»Ich kann selbst sagen, was ich möchte«, blaffte sie ihn an; es klang viel aggressiver, als sie es gemeint hatte. »Eric, ich muss wissen, was du bei Jette willst.«

»Was soll das?«, fragte Eric noch mal.

»Wer ist Jette?«, fragte Ole.

»Weil sie ein Kind bekommt«, sagte Eric, als sei keine andere Antwort möglich.

»Aber nicht heute«, sagte Tamara sanft. »Sie ist erst im sechsten Monat. Und ich glaube, das weißt du auch.«

»Es wird eine Geburt geben«, sagte Eric. »Und ich bin der Vater.« Er sah zu Ole und dann wieder zu ihr zurück. »Oder etwa nicht.«

»Das weiß ich nicht, Eric.«

»Doch. Du weißt es.«

»Ich war doch nicht dabei!«

Eric schüttelte den Kopf, als wolle er damit ihre Wörter abschütteln. »Du weißt es.«

Ole merkte, dass ihm ein wenig der Überblick abhandenkam.

»Kann mir mal einer sagen, was hier läuft?«

Weder Eric noch Tamara gaben ihm eine Antwort; stattdessen sahen die beiden sich an, als sei Ole gar nicht da.

»Hallo? Also gibt es jetzt eine Schwangere, oder gibt es keine?« Als absehbar wurde, dass Ole wieder keine

Antwort bekommen würde, schlug er eine andere Richtung ein.

»Magda hat mich angerufen. Sie hat mir alles erzählt, von dem Kommandanten, auch von der Pistole. Ist die Pistole da drin?« Er deutete auf Eric Tasche. Ohne zu einer Antwort auch nur anzusetzen, versuchte dieser gesenkten Blickes, an ihm vorbeizustapfen, doch Ole setzte ihm hinterher und bekam den Gurt zu fassen.

»Lass mich los!«, kreischte Eric; tatsächlich, er kreischte, wie ein Wildschwein oder sonstiges Urvieh. Aber Ole dachte nicht daran, loszulassen. Er hatte keine klare Vorstellung davon, was er tun wollte, was er überhaupt tun konnte, hier draußen, in der Kälte, mit einem kaputten Vehikel und einer Kanone, die keinen Rückstoß hatte, aber wenn man versuchte, einen Hampelmann aus ihm zu machen, wurde er sauer. »Sag mir endlich, was hier läuft«, schrie er. »Sag es!«

Eric versuchte, seine Tasche und damit auch sich selbst aus Oles Griff zu winden, aber es gelang ihm nicht, sosehr er auch zerrte. Er griff hinein, und weil Ole fälschlich das Telefon erwartete und sich daher schon als Sieger wähnte, ließ er den Gurt los.

Es war Felix' Pistole; Eric wusste nicht einmal, ob sie geladen war. Sie musste es wohl sein, denn Felix war, als damit auf ihn gezielt wurde, ohne weitere Einwände ausgestiegen und hatte es nicht gewagt, Eric noch weitere Vorschriften zu machen. Das war auch jetzt der Effekt, als er die Waffe hervorholte. Ole prallte zurück und sah ungläubig von der Waffe zu ihm und Tamara. »Ich habe nicht gelogen. Aber wenn ihr mir nicht glaubt … Ich gehe jetzt zu Jette. Sie erwartet ein Kind. Mir wäre es am liebsten, wenn du mitkommen würdest.«

»Eric, ich kann nicht mit dir mitkommen, wenn du mit einer Waffe auf uns zielst. Tu die Pistole weg!«

»Ich ziele auf niemanden«, sagte er, drehte sich zu Ole, tat einen Schritt zurück und verlor plötzlich den Halt im weichen Schnee, der an dieser Stelle tief nachgab. Er stürzte; im Rückwärtsfallen spürte er, wie sich seine Finger um einen imaginären Halt schlossen, er hörte den Schuss, noch bevor er etwas denken konnte, dann fühlte er schon wieder Schnee in seinem Nacken und an seinen Handgelenken. Er fasste keinen Gedanken, etwa den, er könnte Ole getroffen haben; er stürzte einfach. Ein gewaltiges Krachen, gefolgt von einer Art dumpfen Regen, war zu hören, und als er sich hochrappelte, sah er eine regelrechte Lawine, die, während er liegend der Hauptlast entgangen war, Ole in Sekundenschnelle fast komplett verschüttet hatte. Von ferne, gleich einem Echo, das in seinem Kopf widerhallte, hörte er Tamara Oles Namen schreien.

Aller Drang- und Trübsal enthoben, befand sich Ole von einer Sekunde auf die nächste in einem Zustand, in dem er keine Entlassung mehr fürchtete, kein Gerichtsurteil und keine Zahlungsaufforderung, nicht die vergebenen Möglichkeiten seiner Vaterschaft noch die seiner Laufbahn, weil all dies plötzlich einer längst vergangenen Zeit angehörte. Diese Dinge hatten keine Macht mehr über ihn, sie bestimmten weder sein Glück noch sein Unglück, und dass er sein Leben vollkommen falsch gelebt hatte – mit schlecht fundiertem Hochmut, unangebrachtem Ehrgeiz und einem Herzen, das sich nie weit genug hatte öffnen lassen –, spielte jetzt keine Rolle mehr. Er war nicht tot, aber die Kälte hatte seine Blutgefäße verengt, der Hunger seine Energievorräte aufgezehrt und der Alkohol sein Bewusstsein zärtlich vernebelt, sodass sich Ole nur noch willfährig der Ohnmacht überlassen musste, die vordem ohnehin sein Leben bestimmt hatte.

Er hatte das immer gespürt, aber in falscher Weise – nämlich zu seiner Bequemlichkeit – ausgelegt: dass es nämlich den Kampf im Leben selten bis niemals lohnte, da am Ende der unausweichliche Tod wartete und Wahrheit ohnehin nicht zu erreichen war. Er hatte seinen Beruf, den er lieben wollte, heimlich verachtet, und so auch den Sohn, der ihn nicht lieben konnte – jedenfalls nicht so, wie Ole geliebt werden wollte. Ole hätte sich auf das einlassen sollen, was möglich gewesen wäre; nun fiel er in die bodenlose Kälte, und so konserviert, dachte Ole, gefühllos und daher ohne Furcht, konnte die Ewigkeit kommen.

»Was hast du angestellt, Eric?«

Sie sah, dass Eric schockiert von dieser Wendung

war. Ole lag leblos im Schnee, und sie mussten etwas unternehmen, schnell.

»Hilf mir!«, rief sie, und gemeinsam schaufelten sie die Schneemassen, die Ole begraben hatten, von ihm herunter. Ein Ast kam zum Vorschein, vom Wind geschwächt, vom Schneesturz gebrochen. »Hier herumzuballern!«, rief Tamara und musste vage denken, dass dies ein ziel- und kraftloser Vorhalt war, der nichts bewirkte und nichts ungeschehen machte.

»Er hat mich festgehalten«, rief Eric kläglich.

Im Schein ihrer Lampe leuchtete der Schnee um Oles Kopf herum rot auf.

»Du hast ihn getroffen«, sagte sie tonlos. Doch als sie genauer hinschaute, bemerkte sie zu ihrer Erleichterung, dass seine Wunde an der Stirn aussah wie ein Riss, nicht wie ein Einschussloch.

»Er ist verletzt! Er kann da nicht liegen bleiben«, rief sie zu Eric.

Eric fand, dass Ole sehr gut dort liegen bleiben konnte, denn einen anderen Ort zum Liegen gab es nicht, solange der Panzer unbrauchbar war. Außerdem war Ole selbst daran schuld, dass er jetzt dort lag: Man erntet, was man sät. Und da die Zeit drängte, die Zeit, in der Jette sich von ihm entfernte und er sie davon überzeugen konnte, dass sie ihre Zukunft mit so leichter Hand zeichnen konnte, wie sie es bei dem Baby getan hatte, musste Ole dort wohl oder übel liegen bleiben, während Eric versuchte, irgendwie den Panzer freizubekommen. Wortlos zog er seine Kapuze über den Kopf, stiefelte zu dem Fahrzeug zurück und versuchte an jener Stelle, an der das Kabel auf die Kette traf, etwas zu erkennen, das ihm irgendwie weiterhelfen konnte. Aber so wie es aussah, stand der Panzer mit seinem vollen Gewicht auf der Leitung, noch immer hörte Eric das elektrische Summen, und er sah absolut keinen Weg, einen Befreiungsversuch zu starten, ohne sich zehntausend Volt einzufangen.

Unverrichteter Dinge ging er ganz um den Panzer herum und kehrte von der anderen Seite her zurück zu Tamara. Doch Tamara war nicht mehr da, und an der Stelle, an der Ole gelegen hatte, fand sich lediglich eine menschenförmige Schablone im Schnee nebst ein paar Fußspuren in jene Richtung, aus der er gerade gekommen war. Er ging wieder zurück und sah im Mondlicht, das die vorüberziehenden Wolken nun gelegentlich durchließen, Tamara am offenen Heck des Panzers. Ole, auf wackeligen Beinen, war auf dem Weg zu ihr; Tamara schien ihn nicht zu bemerken. Ole taumelte vorwärts; Eric begann zu rennen, so schnell es eben ging, er schrie so laut er konnte: Ole, die Hände ausgestreckt, würde sich, um seinen Sturz abzufangen, an der Außenwand des Panzers abstützen. Tamara sah auf. Eric konnte erkennen, dass sie die Situation sofort erfasste und aufsprang, um Ole zu warnen.

In dem flackernden Licht, das die Lichterkette warf, sah sie, dass Ole höchstens halb bei Bewusstsein war und die Gefahr nicht erkannte. »Nicht!«, schrie sie verzweifelt. Sie sah nicht, wie Ole das Metall berührte; dennoch war ihr, als spürte sie selbst den Stromschlag; das alles geschah in einem winzigen Sekundenbruchteil, und es geschah letztlich wegen ihr, schoss es ihr durch den Kopf; es war einzig und allein ihre Schuld: Alles geschah, weil sie gewollt hatte, was sie wollte. Sie schrie, doch es war zu spät.

Als er die Außenwand zu packen bekam, fielen Ole zeitgleich zwei Dinge ein, nämlich, dass er jetzt sterben würde und dass er seinen Tabak im Panzer hatte liegen lassen. Dann war der Moment, in dem er hätte sterben müssen, vorüber, und Ole stellte fest, dass Tamara aufgehört hatte zu schreien. Zugleich spürte er ihre Erleichterung, wenngleich er die Aufregung nur allmählich und gleichsam rückwirkend verstand. Der Panzer. Irgendetwas war mit dem Panzer gewesen. Ach ja, dachte Ole: Hochspannung. Allerdings hatte er sich mit Rücken und Kopf längst voll dagegen gelehnt, und sofern er nicht tot war, hatte er noch immer das Bedürfnis zu rauchen. Ganz langsam nahm sein Gehirn wieder Normalbetrieb auf, und Ole erkannte, dass angesichts dieser Entwicklung auch sein Tabak barrierefrei zugänglich war. Ohne Tamara, die im Halbdunkel des Mondscheins seine Kleider berührte wie die eines Auferstandenen, weiter zu beachten, kletterte er in den Panzer, schlurfte zu seinem Sitz, ließ sich herzhaft hineinfallen und steckte sich eine von den fertig Gedrehten an, die für Situationen wie diese immer bereitlagen.

»Sie dürfen da drin aber nicht rauchen!«, tönte es von draußen.

Eric staunte. Der Schmauchgeruch war verschwunden, ebenso das Summen und die Funken und der Glühlampenschein. Die Leitung musste vom Netz genommen worden sein. Oles Beispiel folgend kletterte er auf den Panzer, schaltete seine Taschenlampe ein und leuchtete durch die noch offene Luke hinunter in den Führerstand. Er schaltete die Zündung ein; keine Reaktion. Er probierte es mehrmals, wusste aber bereits, dass es endgültig aussichtslos war. Die Kontakte waren durchgeschmort, die Batterie entladen, das Navigationssystem und die übrigen Anzeigen vermutlich unrettbar beschädigt: Der Panzer war ein sehr schwerer und sehr teurer Instandsetzungsfall, und Eric erkannte, dass dies der Moment war, in dem er endgültig von ihm Abschied nehmen musste.

Er kletterte wieder hinaus, nicht ohne noch etwas Proviant und eine Leuchtpistole einzustecken, ging wieder zum Heck und sagte zu Tamara, die inzwischen zu Ole in den Mannschaftsraum gestiegen war, ohne weitere Umschweife: »Ich gehe jetzt zu Jette.«

Wie er da stand – wartend, ja geradezu fordernd, als sei es ihre unbestreitbare Pflicht, ihn jetzt durch die Kälte und Dunkelheit zu einem fragwürdigen Ziel zu begleiten – spürte Tamara gleichzeitig Mitleid wie auch Wut in sich aufsteigen. Was immer Eric glaubte, glaubte er deswegen, weil er nicht richtig zugehört und das Gehörte falsch gedeutet hatte.

»Ich gehe nicht mit dir«, sagte sie. »Was suchst du denn überhaupt dort? Bist du eingeladen?«

»Nein«, sagte Eric. »Nein, ich bin nicht eingeladen. Aber sie erwartet mein Kind. Unser Kind.«

»Ich weiß nicht, was du dir vorstellst, Eric!«

»Es ist von mir.«

»Das mag ja sein. Aber ihr seid nicht mehr zusammen!«

»Hast du mich ihr nur deswegen vorgestellt?«, fragte Eric. Seine Stimme klang matt, als fürchtete er die Antwort. »Das muss ich wissen.«

»Nein«, sagte sie. »Gott, nein, Eric. Hast du das gedacht?«

»Dann musst du mitkommen«, sagte er mit fester Stimme. »Du musst ihr das sagen. Beiden.«

»Aber was würde das denn ändern? Ich kann nicht mitkommen. Ich will nicht. Und du solltest auch nicht dorthin gehen. Sie hat Freunde eingeladen zum Julefrokost. Es sind Kinder …«

»Ich dachte, ich bin auch ein Freund!«, dies mit aller Enttäuschung, aller Verletzung, zu der eigentlich nur ein Kind fähig ist.

»Das bist du ja auch.«

»Dann komm mit, und sag ihnen das.«

Sie sah ihn bedauernd an. »So funktioniert das nicht, Eric. Ole ist verletzt. Jemand muss bei ihm bleiben.«

Eric schien darüber nachzudenken. »Ich kann dich nicht zwingen«, sagte er schließlich. »Und ich will's auch gar nicht.« Dann drehte er sich um und verschwand in dem Schneetreiben, das jenseits des Waldrandes ungebrochen tobte.

III

»Okay«, sagte Ole, als sie mit vereinten Kräften die Klappe geschlossen hatten. Hier drinnen war es nicht so kalt wie draußen, außerdem windstill, aber es kam ihm vor, als würde er, wenn er nicht in Bewegung bliebe, erstarren. In der absoluten Dunkelheit fischte er sein Feuerzeug aus der Tasche und versuchte, es anzuzünden, aber das klappte nicht mit seinen steifen Fingern.

»Tamara? Nicht erschrecken, ich komm jetzt und gebe dir mein Feuerzeug.«

Er tastete sich zu ihrer Hand vor, und einen Moment später konnte er in dem schwachen Lichtschein die Staukästen durchsuchen, in denen er rasch fand, was er vermutet hatte: »Knicklichter.« Er riss eines aus der Verpackung, knickte es, und der Mannschaftsraum war sofort von satt bordellrotem Licht erfüllt.

»Romantisch«, kam es, durchaus zu seiner Überraschung, von Tamara. Er suchte weiter, doch die Wärmebeutel, die er sich noch sehnlicher als das Licht erhofft hatte, waren nicht an Bord. Immerhin fand er noch zwei weitere Decken, die er sich umlegte, wobei ihm dunkle Flecken auf seinem Hemd auffielen.

»Wessen Blut ist das?«

»Hast du es nicht gemerkt? Dir ist ein Ast auf den Kopf gekracht.«

»Ah. Schade eigentlich. Ich hatte schon gedacht, der Simpel hätte mich angeschossen.«

Es hatte ein Scherz sein sollen, aber die Sache mit dem Humor, dachte Ole, hatten sie ja schon probiert.

»Okay«, sagte er. »Also keine Schusswunde. Aber willst du mich nicht trotzdem verarzten? Und ich sage dann ›nein, nein, geht schon, ist nur ein Kratzer‹, und du dann wieder: ›Du wirst dir noch eine Blutvergiftung holen‹?«

Tamara warf einen flüchtigen Blick auf seinen Kopf. »Die Wunde blutet ja schon gar nicht mehr. Kälte ist der beste Verband.«

Er betastete seinen Kopf; tatsächlich hatte sich bereits Schorf gebildet, und Schmerz spürte er angesichts der Kälte ohnehin nicht. Allenfalls seine auftauenden Ohren begannen, infernalisch zu brennen.

»Wer ist diese Jette?«

»Sie ist eine Bekannte von mir. Sie lebt mit ihrer Freundin in der Nähe von Østermarie.«

»Cousinchen?«

»Wie bitte?«

»Ob die beiden Cousinchen sind?«

»Ich kenne den Ausdruck nicht.«

»Ja, aber da du nicht auf den Kopf gefallen bist …«

»Und wofür ist das wichtig, wie sie zueinander stehen?«

»Für Eric scheint es ziemlich wichtig zu sein.«

»Ja. Das stimmt wohl.«

»Also frage ich dich noch mal: Ist es sein Kind?«

»Ich hab doch schon gesagt, es wird heute ...«

»Das will ich nicht wissen. Ist es seins?«

»Ich glaube, er denkt das.«

»Offensichtlich tut er das. Aber denkst du das auch?«

Wieder schwieg sie; und nicht nur, weil Ole dazugelernt hatte, sondern vor allem, weil er seinem Körper bereits genug Aufregung zugemutet hatte, blieb er ruhig. »Ich bin fast von einem Panzer gegrillt, von einem Baum erschlagen und von einem eifersüchtigen Simpel erschossen worden. Welches Opfer muss ich noch bringen, damit du mir endlich sagst, was sowieso schon alle wissen?«

»Ich war nicht dabei, als es gezeugt wurde. Okay?«

Ole schwieg und setzte sich. Er schloss die Augen und lehnte den Kopf nach hinten. Er dachte darüber nach, wie sie hier in der dunklen, eisigen Nacht irgendwo im Nirgendwo in einem stillgelegten Panzer saßen, nicht vor und nicht zurück konnten und nicht einmal genug Vertrauen zueinander hatten, um sich für diesen denkwürdig tristen Moment etwas Trost und Ablenkung zu spenden. Er fand diese Geheimnistuerei vollkommen unnötig. Es war doch offensichtlich, dass das Kind von Eric war und Tamara sich lediglich weigerte, der Peinlichkeit ins Auge zu sehen, dass sie bei der Sache, wie auch immer, eine Vermittlerrolle gespielt hatte wie eine, wie eine … Puffmutter. Das unpassende Wort amüsierte Ole, zumal angesichts der aktuellen Beleuchtung, und er stellte sich vor, wie Tamara darauf reagieren würde, wenn er es tatsächlich ausspräche. Was er nicht vorhatte.

»Laut Statistik«, sagte Ole, »geschehen ein Drittel aller Mordfälle aus Eifersucht. Echt wahr.«

»Laut welcher Statistik?«, fragte sie.

»Keine Ahnung. Statistik eben.«

»Was soll das denn jetzt?«

»Ich will hinterher nicht daran schuld sein, dass keiner ein Massaker verhindert hat.«

»Es wird kein Massaker geben«, sagte Tamara, freundlich-distanziert, wie sie fast die ganze Zeit über mit ihm geredet hatte. »Sie kennen Eric überhaupt nicht.«

»Ja. Das geht mir mit allen Menschen so.«

Tamara suchte den Mannschaftsraum nach irgendetwas ab, das sich in Wärme umwandeln ließe, aber da war nichts. Ein Feuer würden sie hier drin nicht machen können, alles andere kam ohne Strom nicht in Betracht. Ihr graute vor den nächsten Stunden, hauptsächlich wegen der Kälte. Schon jetzt war sie erfüllt davon, verkrampfte die Schultern so stark, dass sie Kopfschmerzen bekam, fror, wie sie noch nie im Leben gefroren hatte: Im Iran hatte sie nur ein knappes

Jahr gelebt, in London waren neben dem Wetter auch die Temperaturen stets durchschnittsgrau, und Bornholm hatte bislang eher wie ein geografisches Missverständnis auf sie gewirkt, das sich aus dem Mittelmeer in die Ostsee verirrt hatte. Frieren hatte sie in ihrem Leben noch nie müssen, sie war darauf nicht vorbereitet, und für einen Moment fragte sie sich, ob es die richtige Entscheidung gewesen war, hierzubleiben. Sie glaubte nicht, dass sie Eric von irgendetwas würde abhalten können, was immer er sich zu tun vorgenommen hatte; aber hier zu erfrieren, das war ein sinnloser und unwürdiger Tod.

»Das mit Ihrem Sohn«, kam es nach einer Weile unvermittelt von ihr, »das tut mir leid.« Ole hatte keine Ahnung, was er darauf sagen sollte; er wusste ja nicht einmal, ob es ihm selbst leidtat. Sie redete nicht weiter, so als wartete sie auf seine Reaktion. Als ihm weiterhin keine einfiel, sagte sie: »Worüber schreiben Sie so? In Ihrer Zeitung?«

»Über Gesellschaftliches. Stadtpolitik. Ich hatte eine Kolumne.«

»Und jetzt nicht mehr?«

»Nein.«

»Was ist passiert?«

»Sie waren wohl der Meinung, dass es Zeit für etwas Neues wurde.«

»Und? Gibt es etwas Neues?«

Ole versuchte, an die neue Kolumnistin ohne Aufwallung übermäßiger Affekte zu denken. »Jetzt schreibt an meiner Stelle eine furchtbare Frau über furchtbare Frauen.«

»Was ist so furchtbar?«

»Sie sammelt Diplome, zum Beispiel. Am liebsten sind ihr Postgraduiertenstipendien in Cambridge oder Yale. Die hängen überall in der Redaktion herum.«

»Klingt ein bisschen nach Neid.«

»Nicht wahr? Ich glaube, die Gute hat einen Minderwertigkeits-«

»Nein, ich meinte …«

»Ja«, sagte er. »Schon klar, was du meintest.«

»Macht sie ihre Sache denn wenigstens gut?«

»Sie hat diesen quäkenden Vordränglertonfall von einer, die nie einen abgekriegt hat.«

Tamara sagte darauf nichts, wusste auch nicht, was sie noch weiter hätte fragen können. Sie las das Dagbladet nicht, aber sie konnte sich schon vorstellen, welche Art Kolumne Ole betrieben hatte, und sie gehörte vermutlich zu denen, die ganz froh darüber waren, dass jetzt mal etwas anderes kam.

»Diese ganzen Heulsusen-Themen gehen mir auf die Nerven«, platzte er plötzlich heraus. »Es geht nur noch darum, wer sich wo diskriminiert fühlt. Wenn man einen nach seiner Herkunft fragt, ist man gleich Rassist. Wenn man eine Frau anlächelt, ist das schon eine halbe Vergewaltigung. Wenn man Extratoiletten für Transen und Zwitter albern findet, schmeißen sie dich raus.«

»Ist Ihnen das passiert?«, fragte Tamara ihn ruhig.

»Meine Zeit ist abgelaufen. Das ist passiert.«

»So einfach wie früher ist es eben heute nicht mehr.«

»Was genau soll denn nicht mehr so einfach sein? Männer haben einen Penis und Frauen eine Vagina. Und zwar nur aus einem Grund, nämlich damit unsere Sippe auch in tausend Jahren noch den Planeten verwüsten kann. Mehr ist da nie gewesen. Wie kommen die Leute dazu, Jahrmillionen an Evolution infrage zu stellen?«

»Das klingt ziemlich zynisch. Und reaktionär. Und auch ein wenig verbittert.«

»Ich hab mal studiert«, sagte Ole wiederum, nachdem eine längere Pause die Stille geradezu erdrückend hatte werden lassen. »Politologie. Hab mir eingebildet, ich würde irgendwann als Korrespondent im Newsroom der New York Times sitzen und den Leuten die Welt erklären. Jedenfalls, ich hatte einen Dozenten. Junger Typ, Heyerdahl, wie der Forscher. Erklärte uns Geopolitik anhand von Kafkas *Beim Bau der chinesischen Mauer*. Ich mochte ihn sehr. Er war gescheit, blitzgescheit sogar, und uneitel. Sachlich. Ich versuchte immer, Dinge zu sagen, die ihn beeindrucken würden. Aber alles, was ich sagte, schien für ihn nichts Neues zu sein. An der Fensterseite saß so ein geföhnter Architekturstudent. Trug immer schwarzen Rollkragen und schwarze Designerbrille. Schwafelte lauter schreckliches Zeug über Deleuze und Guattari, das kein

Mensch verstand. Eines Tages, nach dem Seminar, ging der Dozent zu seinem Platz, setzte sich vor ihn auf die Tischkante, und ich hörte ihn sagen: »Das sind wirklich spannende Beiträge, die Sie hier liefern.« Sie redeten eine Weile über das Zeug, das dem Architekturstudenten so im Kopf herumging, und am Ende lud der Dozent ihn zu einem Kaffee unten in der Cafeteria ein.«

Tamara hatte ihm aufmerksam zugehört, jetzt blinzelte sie und schüttelte leicht den Kopf. »Und?«

»Das war ein Gleichnis. Gleichnisse erklärt man nicht.«

»Ist jetzt der springende Punkt, dass Sie Ihren Ansprüchen nicht gerecht geworden sind? Oder Ihr Dozent, weil er auf einen Blender hereingefallen ist?«

»Gleichnisse erklärt man nicht.«

Tamara fragte sich, ob der Grund für die Ablehnung, die Ole erlebt hatte, in seiner Überheblichkeit lag oder darin, dass er die Dinge doch nicht so genau auf den Punkt zu bringen vermochte, wie er glaubte. »Das war kein Gleichnis, sondern etwas, das Sie erlebt haben und das Sie verletzt hat.«

»Es hat mich nicht verletzt.«

»Ich denke schon. Danke, dass Sie es trotzdem mit mir geteilt haben.«

»Spar dir die Amerikanismen. Es hat mich nicht verletzt. Ich wollte nie sein wie der Architekturstudent, auch wenn er sich vielleicht besser verkauft hat als ich. Ich bin ich.«

»Also soll man mit dem zufrieden sein, was man hat? Soll die Anekdote das bedeuten? Schlucken und Klappe halten?«

»Wir können nicht alle gleich großartig sein, und talentiert, und schön, und was weiß ich noch alles. Chancengleichheit ist eine Illusion. Und wie sollen wir eigentlich alle gleich sein, wenn doch gleichzeitig jeder so verdammt besonders sein muss?«

»Sie haben sich also abgefunden? Damit, dass der Dozent nicht zu Ihnen gekommen ist?«

»Mein Leben ist jetzt ein langer, ruhiger Fluss.«

Tamara schwieg einen Moment, dann fragte sie: »Und waren Sie schon mal bei der New York Times?«

Ole musste nicht einmal die Augen schließen, um sich all die Eindrücke in Erinnerung zu rufen, die er bei seinem Besuch des legendären Newsroom förmlich in sich eingesogen hatte: Die schiere Größe des zweistöckigen Redaktionsraumes. Die Galerie, von der die Treppe mit der berühmten roten Verkleidung hinunterführte. Die durch kleine Seitenwände voneinander separierten Schreibtische mit den Computern darauf, damals noch monströsen Apparaturen, hier und dort war sogar noch eine elektrische Schreibmaschine in Gebrauch gewesen. Die Luft geschwängert von Hektik und Bedeutung und Schweiß und Zigarettenrauch, durchweht von einer leisen Note Parfums, und obwohl das Klackern der Tastaturen, das Rascheln von Papier, die gedämpften Telefonate und gebrüllten Gespräche quer über zwei Tischreihen eine beachtliche Geräuschkulisse schafften, war ihm die Szenerie konzentriert, ja geradezu kontemplativ in Erinnerung geblieben, fast wie in einer Kirche.

»Ja«, sagte er. »Schon.«

Sie sah ihn an, als wüsste sie, dass noch etwas fehlte.

»Es war eine Exkursion. In meinem Studium.«

»Und wie lange …«

»Etwa eine Stunde«, sagte Ole, es klang beinahe aggressiv.

Sie saßen in dem matten Rotlicht und redeten nicht. Tamara sah nicht auf die Uhr; je länger ihr Schweigen andauerte, desto selbstverständlicher wurde es, fast so, als lernten sie einander erst dadurch kennen. Wenn man genau lauschte, war der Wind zu hören, und obwohl es hier drin nichts von dem gab, was sie sich jetzt wünschte – ein heißes Bad, Musik, Kerzen –, war es doch weitaus besser, hier zu sein als draußen.

»Kann es nicht auch befreiend sein, einen Traum aufzugeben?« Ihre Frage stand plötzlich wie grundlos im Raum, als hätte niemand sie gestellt. »Natürlich erst, wenn man aufhört, darauf zu hoffen. Solange man noch hofft, ist man nicht frei. Man will etwas, so sehr, dass es wehtut. Man kann es nicht loslassen, denn wenn man es tut, verliert man sich selbst. Aber das stimmt nicht. Man kann, wenn man muss. Und in dem Moment, wenn man loslässt, ist man frei, und diese Freiheit ist ein Geschenk.«

»Woher willst du das denn wissen?«

»Ich war mal Schauspielerin«, sagte sie zu ihrer eigenen Überraschung.

Aber sie hatte aufgehört, eine Schauspielerin sein zu wollen, noch in London. Jetzt pflanzte sie Rüben und produzierte Honig und war glücklich. Sie striegelte Giuseppa, ihre Trakehner Stute, und war glücklich, sie fuhr in ihrem klapprigen Wagen nach Rønne, um Fadenwürmer zum Düngen vom Hafen abzuholen, und war glücklich. Alles, was sie tat – oder zumindest das meiste davon –, machte sie glücklich, denn das große Scheitern, das einzige, das ihr Glück hätte bedrohen können, lag hinter ihr. Damals hatte sie sich eingestanden, dass sie über Waschmittelwerbung und ein paar Off-Theater-Vorstellungen nicht hinausgelangen würde. Der Schmerz war ungeheuer gewesen. Wie Trosse, die vordem ein Containerschiff voller Wünsche und Träume gehalten hatten, rissen eine nach der anderen die Verbindungen zwischen ihr und dem, was sie immer gewollt hatte, und das Schiff wurde fortgetrieben und verschwand im aufgewiegelten Meer.

Ole sagte nichts, sondern nahm einen letzten Schluck aus der Flasche. Er drehte sich eine Zigarette und zündete sie an. Sie fand es nicht in Ordnung, dass er Erics Bitte ignorierte, aber der Qualm störte sie nicht. Angesichts ihrer Lage war das alles nebensächlich.

»Nichts als eine große Energieverschwendung«, sagte er vage und wie zu sich selbst. Auf seinem Gesicht glomm der matte Schein des Knicklichtes, außerdem eine müde Leichtigkeit der Züge, die ihn aussehen ließ wie einen kleinen Jungen, der sich endlich von einer alten Wahrheit entlasten will. Sie schien ihm nur schwer über die Lippen zu kommen, aber schließlich sagte er: »In meinen Texten stand immer nur genau das, was ich hineingeschrieben habe.«

Vielleicht, dachte Tamara, würde sie auch diese Arbeit bald aufgeben: Frauen bei dem zu helfen, was sie selber wollte. Es war die letzte Verbindungstrosse. Zunehmend schwer fiel es ihr, immer wieder aufs Neue den Anblick derer auszuhalten, deren Wunsch sich erfüllte. Sie kannte die meisten der Frauen, sie freute sich von Herzen für sie. Eltern, dachte sie, hatten immer etwas Einschüchterndes, man stellte sie sich kraft- und liebevoller vor, als sie sein mochten. Im Zerrspiegel ihrer freudigen Erwartung sah man das eigene Leben, und manchmal hatte sie das Gefühl, verrückt daran zu werden, dass eigentlich alles vorhanden war, worum sie die anderen beneidete, außer einem entscheidenden Detail; wie wenn bei einem Leuchtturm das Licht fehlte.

Es war inzwischen längst nicht mehr möglich, darüber mit Jasper zu sprechen. Er war der Urheber des Problems, das war kein Vorwurf, sondern eine Tatsache: Er konnte kein Kind zeugen, und er weigerte sich, es einen anderen tun zu lassen. Sie sagte: Lass dich behandeln, vielleicht gibt es einen Weg. Sie sagte: Wir können es anonym machen lassen. Sie sagte: Du wärst so ein guter Vater. Was sie nicht sagte, war, dass sie dessen inzwischen längst nicht mehr sicher war. Während sie sich mit aller Macht gegen seine Trübsinnigkeit stemmte und sich bemühte, das Leben auf dieser bezaubernden Insel mit all ihren Gaben dennoch reich und abenteuerlich und glückversprechend zu finden, hatte Jasper sich in einen Palast mit sieben Vorhöfen zurückgezogen, und jeder Vorhof war umgeben von einer sieben Meter hohen Mauer.

Weder Tamara noch Ole sahen, dass draußen vor dem Panzer der letzte Schnee dieser Nacht fiel und Erics Fußspuren füllte, die in gerader Linie vom Panzer wegführten; Steigungen oder Senken, verdeckte Gräben und Baumstämme, die unregelmäßig tiefen Ackerfurchen der Felder und selbst die immer wieder in den Weg gestellten Wälder vermochten sie nicht zu verwirren, und auch wenn die tiefen Abdrücke nunmehr beinahe vollständig vom Neuschnee bedeckt waren, vermeinte man noch deutlich das knirschende Geräusch zu vernehmen, das die schweren Armeestiefel ihres Verursachers hier im verharschten Schnee gemacht haben mussten. Nur ein guter Fährtenleser könnte die Anstrengungen ermessen, unter denen dieser seinen Weg bestritten haben mochte; der Schnee lag mancherorts gut anderthalb Meter hoch und ging damit einem normal gewachsenen Mann bis weit über die Hüfte. Sich unter solchen Bedingungen voranzukämpfen nötigt dem Körper mit jedem Schritt große Energiereserven ab, und die Unterkühlung, gegen die er zusätzlich anzuarbeiten hat, tut noch ihr Übriges.

Es war nun nicht mehr allzu dunkel. Der abflauende Sturm jagte das Wolkentief ostwärts, und so wurde hie und dort immer wieder der Blick frei auf den fast vollen Mond, der die gleichförmige Landschaft mit unbeteiligt mildem Licht übergoss. Es zeigte sich dann das eine oder andere Bauernhaus, ein paar einzelne Bäume, vielleicht ein kleiner Wald; dennoch war es einem orientierungslosen, vor Erschöpfung fast an seine Grenzen gebrachten Menschen unmöglich, seinen genauen Standpunkt zu bestimmen. Nur ein unwahrscheinlicher Zufall hätte es verhindert, dass die Linie, die für ihn unfehlbar gerade verlief, in Wirklichkeit doch nach der einen oder anderen Seite abdriftete; und natürlich wächst sich schon eine verschwindend geringe Abweichung, auf die Strecke gerechnet, zur klaren Verfehlung des Ziels aus. Nur ein ebenso großer, an ein Wunder grenzender Zufall wiederum hätte diese Abweichung korrigieren können.

Da es nun der Weihnachtsabend war, trat dies Wunder bereitwillig im irdischen Gewand einer Kirchglocke auf, just in dem Augenblick, als die Schritte des nächtlichen Wanderers sich in aussichtslose Richtungen zu zerstreuen drohten. Weil er die østermariesche Natursteinkirche, wo eben die heilige Mitternachtsmette begann, von der berühmten Rundkirche in Østerlars, die einige Kilometer weiter küstenwärts aus dem nämlichen Grunde von sich hören ließ, an ihren jeweiligen Glockenklängen unterscheiden konnte, erschien ihm die einzuschlagende Richtung nun mit der Unzweifelhaftigkeit einer rettenden Eingebung.

Das Geläut allerdings bedeutete noch nicht die Rettung, denn die sich langsam füllenden Spuren des schon zurückgelegten Weges erstreckten sich lediglich über die halbe Strecke zwischen dem Panzer und dem mutmaßlichen østermarieschen Kind. An ihrer Spitze reichte die Ebene noch weit in das unberührte, umwölkte Dunkel, und Eric sah buchstäblich die Hand nicht vor Augen, sodass geschah, was bei einer so leichtfertigen nächtlichen Unternehmung unvermeidlich geschehen muss: Eine Böschung tat sich ungesehen auf, an ihrem Fuß ein vereister See, dessen gefrorene Kruste schon gute Halbmeterstärke erreicht hatte und dem Kopf eine zu harte Unterlage bereitete, als dass dieser sich sanft und schmiegsam hinbetten wollte.

Und das wollte Eric, nachdem er gestolpert und gefallen war: sich hinbetten und schlafen, nur ein wenig, um die Erschöpfung, Tribut an Kälte und Anstrengung, mit einem kleinen sekundenweisen Dämmer zu überwinden. Der allerdings gilt in der Weltgeschichte der Kälte nicht ohne Grund als trügerisch bis tödlich, erliegen doch nicht wenige Erdenbewohner seinem süßen Lockruf und erwachen nimmermehr für den Rest ihres Lebens.

Erics Schlaf aber war vom Wachzustand kaum zu unterscheiden. In seinem Traum – wenn es ein Traum war – lag er im Schnee und hörte sein Telefon brummen. In seinem Traum war er sogar sicher, dass es kein Traum war; aber er wusste auch, dass man manchmal nur träumt, der Traum sei kein Traum, und dann war er es doch, und es stellte sich, wenn man schließlich erwachte, heraus, dass alles – das Brummen, das Wissen und sogar das Besserwissen – noch zum Traum dazugehört hatte, dass man sich also in einer kaum enden wollenden Täuschung befunden hatte, bis man ihr schließlich durch das endgültige Erwachen entflohen war. Das geschah jetzt. Dass man tatsächlich endgültig erwacht war, wusste man zwar nicht gleich, aber man lernte es in Sekunden dadurch, dass die Welt plötzlich wieder eine Temperatur besaß, die der Traum nicht kennt.

Mühsam und unter Ächzen, als sei er auf einmal alt, fummelte Eric mit stocksteifen Fingern sein Telefon hervor. Tamara. Er versuchte, sich auf die Beine zu bringen. Es gab nichts, worauf er sich stützen konnte; bei jeder Bewegung spürte er die Kälte, wie sie nicht etwa in ihn hineinkroch – da war sie schon –, sondern sich kriechend in ihm ausbreitete. Es wurde dunkel, es wurde hell, ihm kam es vor, als flögen die Tage über ihm dahin und als würde ihm in keiner der dazugehörenden Nächte der dringend nötige Schlaf gewährt. Seine Müdigkeit war olympisch, doch mit erstaunlicher Klarheit dachte er, dass er, wenn er jetzt nochmals einschliefe, hier draußen erfrieren würde. Tatsächlich wuchs dieser Gedanke und gedieh zu etwas, das er in seinem Zustand kaum spüren konnte: Angst. Er hatte den Panzer aufgegeben, der zwar bewegungsunfähig, aber doch zumindest windgeschützt und warm gewesen wäre, und nun war weit und breit kein Haus zu sehen und Eric dabei, hier draußen zu sterben.

Er stand auf und konnte das gesamte 360-Grad-Panorama des Himmels einsehen. Dort, wo die Böschung noch eben die Sicht verdeckt hatte, züngelten wie wärmende, allerdings grüne Flammen Polarlichter über den Himmel. Sie taten es mit großer Selbstverständlichkeit, und als solche nahm Eric sie hin. Unter ihnen, in direktem Sturz, konnte er in der nun erneut bewölkten Dunkelheit erleuchtete Fenster sehen, das heißt, er sah zwar nur zwei kleine Lichter, aber er wusste plötzlich mit untrüglicher Sicherheit, dass sie auf eine Behausung und damit seine Rettung deuteten. Er zog das Telefon wieder aus der Tasche und drückte auf Rückruf.

»Ich hatte doch recht, weißt du, Tamara? Ich hab sie gefunden. Ich hatte recht mit dem Polarlicht, ich sehe es ganz klar vor mir. Es hat mich zu dem Haus geführt. Weißt du, Tamara: Die, die mich vergessen haben, werden sich gleich ganz plötzlich wieder an mich erinnern.«

Die Nachricht landete auf Tamaras Mailbox, denn Tamara schlief, oder versuchte es zumindest. Kälte und Müdigkeit zerrten zu gleichen Teilen an ihr, und so war sie gefangen in einem Zwischenreich aus halben Träumen, quer über die Sitze gestreckt und trotz ihres Mantels und der Decken bitterlich frierend.

Sie war auf dem Weg zu ihrer Hebamme. Ihr Kind trug sie in einem Tragetuch vor ihrer Brust. Sie war zu spät dran, ohne allerdings genau zu wissen, ob sie eine Untersuchung erwartete oder etwas anderes; es war nur deutlich zu spüren, dass der Termin wichtig war, ungeheuer wichtig. Das Kind schlief warm an ihrer Brust, und auch wenn sie Eile hatte, weil irgendetwas drängte, so war Tamara ohne Sorge, ohne Furcht, ja sogar glücklich. Sie hatte ein Kind; ob Junge oder Mädchen, war nicht klar, aber auch nicht wichtig. Das Kind füllte ihr Leben aus, oder besser, die Lücke, die es noch darin gegeben hatte. Passgenau war diese Lücke nun geschlossen, und dafür war sie dankbar, mehr noch, sie war stolz, stolz auf eine fast schon unbescheidene Weise. Die Leerstelle war gefüllt, und den Beweis ihrer Vollständigkeit trug sie vor sich her, jeder konnte es sehen, vor allem jede der Frauen, die noch alleine auf der Straße unterwegs waren, suchend, unsicher, haltlos. Die Stadt kam ihr vor wie London, allerdings ohne Gesicht und Charakter, latent bedrohlich, das Wetter diesig und abweisend. Sie ging mit schnellen Schritten an all diesen Verlorenen vorüber, wollte nicht mehr an sie erinnert werden und nichts mehr mit ihnen zu tun haben, nur schnell zu ihrer Hebamme. Und plötzlich bewegte sich das Kind. Es war aufgewacht, das Baby, sah sie aus großen Augen an, und sie spürte, wie ihr das Herz überging vor Liebe und vor Glück.

Sie war fast da, als sie bemerkte, dass etwas nicht stimmte. Die Umarmung, in der sie das Kind schützend hielt, stieß plötzlich auf geringeren Widerstand, das Baby schien zu schwinden, und als sie an sich hinuntersah stellte sie fest, dass etwas an ihr herabrieselte wie Sand. Sie blickte sich um und sah, dass sie eine dunkle Spur hinter sich hergezogen hatte, Sand, allerdings schwarz, schon seit der letzten Ecke, und je mehr sie von dieser Substanz hinter sich ließ, desto weniger wurde ihr Kind. Sie betastete es unter dem festen Stoff, in dem es eben noch so sicher geborgen gewesen war, und wusste jetzt ohne Überraschung, dass es die Substanz des Kindes war, die schwand, unaufhaltsam rieselte sie hinab zu Boden, schon hatte das Kind die Augen geschlossen, das Glück war erloschen. Aber nicht die Liebe. Die Liebe verwandelte sich jetzt in eine grauenhafte Sorge, während Tamara der womöglich rettenden Haustür der Hebamme immer näher kam. Sie beschleunigte ihre Schritte, eine verzweifelte Hoffnung trieb sie vorwärts, umso verzweifelter, als Tamara tief in sich bereits wusste, dass sie vergeblich war, und je mehr sie ihre Schritte beschleunigte, desto schneller rieselte die Substanz ihres Kindes herunter und bedeckte bald den gesamten Gehweg. Passanten gingen achtlos, ohne überhaupt Notiz zu nehmen – nicht von ihr und nicht von ihren Schreien – darüber hinweg, trampelten ihr Kind buchstäblich nieder, und als sie versuchte, sie daran zu hindern, erwachte sie mit offenen Augen und wusste sofort, dass alles gut war, weil ihr das, was sie im Traum verloren hatte, im wahren Leben noch immer fehlte.

Schlagartig war sie wach. Sie fror. Ihr Pullover, der Mantel, darüber die Decke, all das schien überhaupt nicht vorhanden zu sein, die kalte Luft überzog ihre Haut wie Eis. Außerdem musste sie mal, und es war ausgeschlossen, dass sie nach draußen ging; sie würde sofort erfrieren. Sie nahm die Lampe und stand auf. Ole lag am Boden auf einer der Decken, die andere hatte er über sich gebreitet. An seinen Bewegungen und der Art, wie er atmete, erkannte sie, dass er wach war.

»Ole?«

Sie rüttelte leicht an seiner Schulter, aber er reagierte nicht. Kurz entschlossen griff sie über ihn hinweg, nahm das Panzerhandbuch, das auf einem der Sitze lag, und riss einige Seiten heraus: Die rollte sie zu einem Trichter und steckte sie in den Hals der leeren Flasche, die zu ihren Füßen lag. Sie ging zur Tür, wo noch etwas Platz war, zog ihre Thermo- und dann die Strumpfhose herunter und hockte sich über die Flasche. Erst als die Flüssigkeit, gedämpft durch das Papier, schon in die Flasche rann, schaltete sie die Lampe aus, die sie noch immer in der Hand hielt. Als sie fertig war, zog sie nur die Strumpfhose wieder hoch, die Thermohose zog sie aus. Auch ihren Pullover streifte sie ab. Sie nahm ihre Decke und breitete sie über die, unter der Ole lag, und legte zusätzlich ihren Mantel auf die Stelle des Bodens, auf die sie sich legen würde.

»Ole«, flüsterte sie. »Erschrick nicht. Wir müssen uns gegenseitig wärmen. Ich erfriere sonst. Okay?«

Er antwortete nicht, aber sie konnte keinen Augenblick mehr warten. Alles geschah wie von selbst, als würde eine fremde Hand sie steuern, und sie ließ es willfährig geschehen, weil sie spürte, dass es das einzig Richtige war. Sie schlüpfte unter die Decke und schmiegte sich eng an Oles Rücken. Der Geruch nach Zigarettenrauch und Fusel wurde verdrängt von der intensiven Wärme, die von seinem Körper ausging. Fast stiegen ihr Tränen in die Augen, als sie sie spürte. Nicht so wie eine Wärmflasche oder eine Heizdecke, aber doch so, dass die Wärme sie nicht nur erreichte, sondern langsam in sie einzog.

Sie korrigierte noch ein paarmal ihre Position, zog eine Lücke zu, die zwischen Decke und improvisierter Matratze klaffte, und schmiegte ihre angewinkelten Beine eng an seine. Dann lagen sie in vollkommener Stille, nicht einmal sein Atem war zu hören, ganz so, als hätte er ihn angehalten.

Ole spürte, wie sie die Arme um ihn legte und ihren Körper an seinen presste. Auch ihm war kalt, aber es war auszuhalten. Natürlich war an Schlaf nicht zu denken, und jetzt erst recht nicht mehr. Aber sie würden es bis zum Morgen schon schaffen. Er spürte inzwischen seinen Hunger nicht nur in seinem Magen, sondern bis hinauf zur Kehle; hinzu kam ein Durst, wie er nach dem Genuss von reichlich hochprozentigem Alkohol unausweichlich war. Er dachte an den Apfel, den sie ihm vorhin angeboten und den er abgelehnt hatte: Er müsste noch in ihrer Tasche sein. Er entwickelte plötzlich ein unbändiges Verlangen nach diesem Apfel, nach der saftigen Süße, die sich in seinem Mund ausbreiten und nicht nur seinen Hunger, sondern auch den infernalischen Durst auf einen Streich besänftigen würde.

Der Rucksack stand auf Tamaras Seite, also drehte er sich langsam um. Als er ihr gerade sagen wollte, was er vorhatte, kam sie ihm zuvor, indem sie sich ebenfalls umdrehte. Er spürte, wie ihr Hintern nun seine Lenden berührte, seinen Penis; natürlich bildete er sich das nur ein, aber es fühlte sich an, als ob sie sich absichtlich dagegen presste. Dass er daraufhin eine Erektion bekam, war ihm peinlich, sodass er ein Stück von ihr abrückte. Doch sie griff mit ihrer Hand hinter ihn und schob ihn wieder zu sich heran. Er hielt das für ihre Entschlossenheit, der Kälte für den Rest der Nacht unbedingt zu entgehen, bis ihre Hand sich zwischen ihren Hintern und seinen Schritt schob und damit begann, seinen Gürtel zu lösen. Wieder rückte er von ihr ab, weil er dachte, sie wolle dort irgendetwas richten und benötige dafür Platz; aber den Platz nutzte sie dazu, nun umso effizienter die Schnalle und dazu den obersten Knopf seiner Jeans zu lösen. Was sie da tat, ließ keinen Raum für allzu viele Interpretationen.

»Was tust du da?«, fragte er leise.

Sie antwortete nicht. Bald hatte sie die Reihe durchgeknöpft und griff durch die Unterhose an seinen nun vollständig erigierten Schwanz. Ein Geräusch entfuhr ihm, das sich in seinen Ohren fremd anhörte, als entwiche eingeschlossene Luft aus einem brennenden Holzscheit. Dieses Gefühl hatte er völlig vergessen. Noch immer dachte er, dass das alles nur ein Irrtum sein konnte und dass es jetzt sofort enden würde, aber gleichzeitig hoffte er, dass sie ihre Hand nur noch für eine Sekunde, eine halbe Sekunde, den Bruchteil einer Sekunde dort lassen würde. Durst, Hunger, die Kälte, das alles trat zurück wie der Chor in einem Theater, der plötzlich aufhörte zu singen und nun dem Hauptgeschehen den Raum gab, den es brauchte.

Doch statt ihre Hand zurückzuziehen, zog sie an seiner Unterhose und griff, als das nicht klappte, von oben hinein. Er stöhnte auf, und sofort begann sie damit, ihre Hand zu bewegen. Er verschaffte ihr ein wenig Platz und merkte, dass sie gleichzeitig umständlich an ihrer Strumpfhose zerrte. Es wäre naheliegend gewesen, ihr zu helfen, allerdings empfand er das als derart übergriffig, dass er es bleiben ließ. Einen Augenblick später, als ihre Bewegungen schon energischer, ja wütend wurden, sah er ein, dass es genau darum ging, und endlich hatte er die Hose mit zwei heftigen Bewegungen heruntergezogen. Hektisch machte sie sich nun an den Schlüpfer; auch hier half er in der nun bewährten Weise, er fragte »Bist du sicher?«, und sie sagte »Mach«, und er führte seinen Schwanz aufs Geratewohl heran und spürte, wie ihr Hinterteil sich in die richtige Position brachte.

Es ging nicht leicht, und die ganze Zeit über fühlte es sich so falsch an, wie nur irgendetwas sein konnte. Andererseits konnte er nicht aufhören, denn inzwischen war die in Aussicht stehende Erleichterung der einzige Ausweg aus dieser Situation, vielleicht sogar für sie beide. Seine Bewegungen fühlten sich nicht unbedingt lieblos, aber doch mechanisch an; von ihr hörte er überhaupt keinen Ton. Noch einmal seine Frage zu wiederholen, wäre lächerlich gewesen: Natürlich war sie sicher. Vielleicht wünschte sie sich lediglich, dass er sich ein wenig beeilte. Der harte, kalte Boden, überhaupt ihre in unfassbarer Weise unpassende Umgebung kamen ihm nicht vollends zu Bewusstsein, sondern rahmten lediglich die fundamentale Falschheit des gesamten Prozederes. Es wurde Arbeit. Das Ziel lag noch ein gutes Stück vor ihm, doch ihn verließen die Kräfte. Ausgeschlossen, dass er schlappmachte.

»Ich will aber nicht bezahlen«, sagte er leise, doch immer noch zu laut.

»Was?«, fragte Tamara. Erst jetzt wurde ihm klar, welche Unverschämtheit er da von sich gegeben hatte; aber wie durch ein Wunder schien sie ihn so zu verstehen, wie er es gemeint hatte, oder die Bemerkung einfach zu überhören.

Weil er sich angesichts seiner abflauenden Erregung nicht anders zu helfen wusste, griff er an ihre Brust. Sofort, wie aus Reflex, umklammerte sie seine Hand, als wolle sie sie fortziehen, verharrte dann aber in der Position. Von ihrer Brust wiederum war unter ihrem Griff kaum etwas zu spüren, allerdings genügte ihm bereits die Vorstellung, um seine Bewegungen zu befeuern, und plötzlich glitt er leichter in sie hinein und heraus, schon tauchte das Ziel am Scheitel der Kurve auf, und er war hindurch.

Am Morgen, noch im Dunkel, zog sich Tamara an und ging nach draußen zum Pinkeln. Als sie fertig war, betrachtete sie den Himmel. Von irgendwoher ließ sich bereits Helligkeit erahnen, allerdings würde es wohl noch eine Ewigkeit dauern, bis sie wirklich einträfe. Im Schein ihrer Stirnlampe wusch sie sich Hände und Gesicht mit einer Handvoll Schnee. Dann, als sie schon wieder hineingehen wollte, überlegte sie es sich anders, knöpfte den Mantel auf, zog sich ihre diversen Hosen hinunter und reinigte auf dieselbe Weise auch ihren Unterleib. Als sie sich wieder angezogen hatte, ertastete sie ihr Telefon in ihrer Tasche und sah, dass ein unbemerkter Anruf eingegangen war. Sie hörte sich die

Nachricht an, die Eric vor einigen Stunden auf ihrer Mailbox hinterlassen hatte, und war sich danach sicher, dass etwas Schreckliches geschehen würde, oder längst geschehen war – denn die Nachricht war ein Ausblick in eine Vergangenheit, die jetzt bereits, sie wagte es kaum zu denken, abgeschlossen war. Sie trug Schuld daran, musste sie, an der offenen Klappe des Panzers stehend, denken – sie hätte ihn begleiten müssen, nur sie hätte verhindern können …

»Ole«, rief sie, während sie ihre Siebensachen zusammenraffte. »Du musst aufstehen. Sofort!«

Als der Morgen dämmerte, waren sie schon weit vorangekommen. Der Tag begann – zumindest was das Meteorologische anging – lehrbuchmäßig mit einem rosafarbenen Streifen über der Horizontlinie, der sich langsam nach oben verschob und in dem Maße, in dem das Rosa zu Orange verblasste, das Dunkelblau der Nacht aufhellte. Keine Wolke war am Himmel zu sehen. Darunter allerdings fühlte sich Tamara von einer monströsen Last beinahe erschlagen. Ihre Kleidung zog an ihr, die düsteren Ahnungen über das, was sie auf Jettes Hof erwartete, drückten sie nieder, ihre Beine waren weich und kraftlos, sodass ihr jeder Schritt zur Qual wurde. Sie war nicht in der Lage, auch nur ein einziges Wort zu sprechen, schon gar nicht über das, was in der Nacht hier wie dort geschehen war oder geschehen sein mochte.

»Wusstest du«, fragte Ole keuchend, »dass Schnee eigentlich durchsichtig ist?«

Dafür, dass er vermutlich eine Gehirnerschütterung hatte, fühlte er sich ziemlich gut. Es war noch immer sehr kalt, aber er hatte sich vorausschauenderweise eine der Decken umgelegt, sodass die Kälte sich auf seine Füße konzentrierte. Das Reden lenkte ihn ebenfalls ab, zumal ihm die Dinge, die er da erzählte, wirklich faszinierend vorkamen. Woher wusste er das alles bloß?

»Er erscheint nur weiß, weil die Eiskristalle das ganze Farbspektrum auf einmal reflektieren. Bei uns Menschen kommt diese Vielfalt dann als Farblosigkeit an.« Früher, dachte Ole, waren ihm derartige Wissensbrocken als Koinzidenzen erschienen, so als sei die unfehlbare Natur bloß dazu da, die gültigen Prinzipien menschlichen Umgangs zu versinnbildlichen. Das war ein schöner Gedanke, und er fragte sich, warum er so lange darauf verzichtet hatte, die Dinge einfach so anzusehen, wie sie nicht waren.

»Es gab noch nie zwei Schneekristalle, die exakt gleich gewesen wären.« Er musste stehen bleiben und die Hände auf seine Knie stützen. »Das haben amerikanische Wissenschaftler herausgefunden.« Als Tamara nicht auf seine Bemerkungen einging – es war unklar, ob sie sie überhaupt gehört hatte –, fügte er hinzu: »Die möglichen Formen eines einzelnen Schneekristalls sind zahlreicher als die Atome im gesamten Universum.« Wieder blieb er stehen, diesmal aber, um statt des Gewichts seines Körpers das seiner Gedanken abzustützen. *Im gesamten Universum.* Die Aussage erschien ihm derart gewaltig, dass er die Ignoranz, mit der Tamara sie überhörte, zumal angesichts der prächtigen Weite vor ihnen mit Trixtrilliarden von Schneekristallen, die *im gesamten Universum* allesamt einzigartig waren, nur als empörend empfinden konnte.

»Hallo?«, rief er. »Tamara? Jemand zu Hause?«

»Was Sie alles wissen!«, rief Tamara halb über die Schulter; damit konnte sich Ole aber kaum zufriedengeben.

»Sag mal, jetzt, wo wir miteinander gevögelt haben, meinst du nicht, da könntest du nicht mal langsam Du zu mir sagen?«

Sie blieb abrupt stehen und drehte sich um. »Wir haben nicht … gevögelt.«

»Was denn sonst? Uns fortgepflanzt?«

»Ich hatte gedacht, wir könnten das für uns behalten.«

»Könnte schwierig werden, wenn … Na ja. Etwas draus wird.« Sie standen am Rande einer einsamen Lichtung; die einzigen Zuhörer, die sie hatten, waren zwei Rehe oder Damhirschkühe, die am anderen Ende der Lichtung gelegentlich die Köpfe über die Schneedecke hoben wie Periskope.

Tamara sah ihn an, als sei auch ihr der Gedanke schon gekommen, nicht erst gerade, sondern schon vor einer ganzen Weile. »Dann werde ich ihm sagen müssen, dass ich nicht freiwillig mitgemacht habe.« Sie sah ihm fest in die Augen; Ole versuchte herauszufinden, ob sie das als Scherz meinte, aber nach einem Scherz sah es nicht aus. Ihr Gesicht war wie versteinert.

»Du wirst sagen, dass du vergewaltigt wurdest?«

»Ja. Von dir.«

Er war sprachlos. Jetzt spürte er seinen Kopf, die Kälte, den Hunger, alles auf einmal.

Ein einsamer Specht zerriss die Stille mit seinem gleichmäßigen Klopfen, das beinahe elegant zwischen den Bäumen widerhallte und dann vom weichen Untergrund verschluckt wurde.

»Warum?«, brachte er schließlich hervor.

»Weil ein Kind seinen Erzeuger kennen sollte«, sagte sie und setzte ihren Weg fort, als sei damit alles gesagt.

Eine knappe Stunde später hatten sie Jettes Hof erreicht. Er machte einen verlassenen Eindruck, aber glimmende Holzreste in der Feuerschale, die im Vorhof stand, verrieten ihnen, dass Menschen hier gewesen sein mussten. Es war noch sehr früh, die Sonne eben erst aufgegangen; vielleicht schliefen alle noch. Tamara ging um die ehemalige Scheune herum, doch hier war neben einer Schubkarre und einer Mistgabel nichts zu sehen. Durch das Fenster erblickte sie zwei Männer, die in Schlafsäcken auf zwei Sofas lagen; die Scheune war zum Partyraum ausgebaut. Sie klopfte an das einfach verglaste Fenster, das in seiner Fassung erzitterte; fast fürchtete sie, unter der Kälte würde es in tausend Splitter bersten. Die beiden Gestalten auf den Sofas regten sich nicht, sie klopfte noch einmal, lauter diesmal, aber es war nichts zu machen; die beiden schliefen tief und fest.

Eine zweiteilige Tür führte in eine Art Stall; die obere Hälfte stand offen. Innen sah Ole eine große Feuerstelle voll kalter Asche; darüber, auf einem Rost, lagen Fleischstücke und aufgeplatzt erstarrte Würste. Im hinteren Teil des Raumes stand ein mächtiger pneumatischer Schmiedehammer.

Ole ging in der zu Tamara entgegengesetzten Richtung um das Haus herum, weil ihm so war, als habe er etwas gehört. Tatsächlich erkannte er die Geräusche jetzt als das Rumpeln von Holzscheiten. Er ging um die Ecke und fand eine Frau damit beschäftigt, einen großen Weidekorb mit Brennholz zu befüllen.

»Ah«, sagte sie bei seinem Anblick und lächelte. Sie war so dick angezogen, dass alles, was Ole von ihrem Gesicht erkennen konnte, ihr Nasenring war. Tamara kam jetzt von der anderen Seite dazu, und die beiden Frauen begrüßten sich herzlich; Ole verstand den Namen Laerke.

»Schön, dass ihr endlich hier seid«, sagte Laerke. »Wir haben uns Sorgen gemacht.«

»Wo ist Eric?«, fragte Tamara atemlos.

»Er ist drinnen.« Ole konnte sehen, dass die Fragen

zu zahlreich in Tamara hinaufdrängten und sich gegenseitig den Weg versperrten. Was bei ihm und auch bei Laerke ankam, nämlich das stumme Heben ihrer Brauen, forderte dennoch vehement eine Antwort.

Gemeinsam gingen sie zum Haupthaus. Der Vorhof war vor dem gestrigen Fest geräumt worden, darum lag nur wenig Neuschnee, der wiederum von anscheinend vielen Gästen zertrampelt worden war. Auch Hundespuren waren dabei, und so stellten sie sich, als sie auf den Klingelknopf drückte, darauf ein, vom Anschlag eines Hundes empfangen zu werden. Aber der Hund lag vor dem Kamin und kümmerte sich nicht um die Neuankömmlinge, ebenso wenig wie Eric, der in eine dicke Decke gewickelt auf einer riesigen Sofalandschaft schlief, die beim Kamin stand. Eine unübersehbar schwangere Frau befreite eben die lange Tafel an der Fensterseite des riesigen Wohnraums von den letzten leeren Flaschen und Gläsern; Ole begriff, dass das nur Jette sein konnte.

Er hatte sie sich irgendwie schillernder vorgestellt. Aber wenn er es sich genau überlegte, hatte er eigentlich kein scharf konturiertes Bild von ihr gehabt, höchstens die schemenhafte Erwartung, dass eine Person, die derartig dramatische Handlungen motivieren könne, irgendwie … schillernd sein müsse.

Sie war aber eine ganz normale schwangere Frau. Die Haare würden wohl auch an Wochentagen kraus fallen, die Plüschpantoffeln erzählten von ausgeprägter

Häuslichkeit, und überhaupt, dachte Ole: Wie sollen Menschen schon aussehen, die am ersten Weihnachtsfeiertag kurz nach Sonnenaufgang die Spuren des letzten Abends beseitigen. Als Jette sie hereinkommen sah, hob sie die Arme und stieß einen kleinen Freudenschrei aus, sah dann aber schnell zum auf dem riesigen Sofa schlafenden Eric und legte, wie um sich selbst zu ermahnen, den Zeigefinger über die Lippen. Sie kam auf sie zu und begrüßte Tamara mit einer langen Umarmung.

»Ihr habt es geschafft. Wir haben schon befürchtet, ihr seid erfroren.«

Tamara konnte ihre Verwunderung nicht verbergen. »Ihr habt gewusst, dass wir kommen? Woher?«

Jette lächelte und deutete mit einem Blick auf Eric.

Ole hörte das Dröhnen als Erster. Vielleicht spürte er auch die Vibrationen in seinem vollkommen leeren Magen oder sah das Zittern der schlecht verfugten Fenstergläser. Das Geräusch hatte seine Quelle irgendwo über ihnen. Er wusste, was das war.

Jetzt hörten auch die Frauen den Lärm; allerdings war beim Blick aus dem Fenster nichts zu sehen. Ole hatte den Eindruck, dass der Hubschrauber irgendwo jenseits ihres Gesichtsfeldes zur Landung ansetzte. Man sah sich an, fragend, erstaunt; Laerke nahm ihren Mantel und ging nach draußen. Ole folgte ihr, Tamara, Jette: Als sich alle draußen vor der Eingangstür versammelt hatten, war zu hören, wie das Triebwerk abgeschaltet wurde. Sie sahen sich an. Obwohl Ole wusste, oder sich denken konnte, dass die Leute vom Forsvaret kamen, weil sie einen entwendeten Panzer auch an einem Weihnachtsfeiertag nicht einfach auf sich beruhen lassen konnten, war die bloße Vorstellung, dass Soldaten – und wahrscheinlich bewaffnete – im Anmarsch waren, irreal und unheimlich. Er war noch nie im Krieg gewesen; er kannte solche Dinge nur aus dem Fernsehen. Manchmal hatte er, wie jetzt, das Gefühl, dass das auf sein ganzes Leben zutraf.

Tamara trat neben ihn und sagte nichts, weder zu Jette, noch zu sonst jemandem. Die Stille, die nun wieder über dem ganzen Landstrich lag, hätte eine kleine Unterhaltung jetzt durchaus zugelassen; gleichzeitig ließen die anrückenden Ereignisse sie aber als unangebracht erscheinen. Als seien sie einer Zeitkapsel entstiegen, tauchten diesseits der Baumreihe aus dem Kristallnebel, den der Helikopter verursacht hatte, zuerst schemenartig, dann immer deutlicher die dunklen Umrisse uniformierter Männer auf. Sie waren vermummt und trugen Maschinengewehre in Sicherungsposition, was doppelt lächerlich wirkte, weil es zum einen offenkundig gar keine Gefahr gab und zum anderen die Soldaten, wie sie da schwerfällig und mühsam durch den Tiefschnee stapften, nicht so aussahen, als könnten sie Gefahren, gleich welcher Art, irgend bannen. Die Hüftsteife bildete einen krassen Kontrast zu jenen wie am Schnürchen ablaufenden Spezialeinsätzen, die Ole bei einer solchen Operation aus einschlägigen Filmen gewöhnt war.

Er fühlte sich leicht subversiv, so als mache er sich vage strafbar, indem er hier herumstand und sich an den Mühen der Staatsgewalt weidete, anstatt bei ihrem Fortkommen zu helfen.

Als der vorderste Soldat – er war kein Soldat, sondern ein Militärpolizist, aber das erfuhr Ole erst später – ihn erreichte, wollte Ole keck einen schönen guten Morgen wünschen, aber der Uniformierte zog mit einer behandschuhten Hand das Mundstück seiner Sturmhaube herunter und fragte ohne Umschweife, wo man den Panzergrenadier Eric Ditlevsen finde.

Jette, statt zu antworten, sagte mit einer Kopfbewegung in Richtung des Hubschraubers: »Ist das nicht ein bisschen übertrieben?« Es klang nicht anmaßend oder auch nur vorwurfsvoll, sondern als sei Jette wirklich an der diesbezüglichen Selbsteinschätzung des Truppführers interessiert.

»Ist Eric Ditlevsen hier?«, wiederholte der aber unbeirrt seine Frage.

»Nicht mehr«, sagte Jette und blickte der Reihe nach Laerke, Tamara und den Truppführer an. »Er ist schon wieder weg.«

»Was wollte er hier?«

Jette sah abermals ihre Freundin an. »Sich aufwärmen, vermute ich.«

Der Militärpolizist nahm seinen Helm ab und zog

die Sturmmaske nun ganz vom Kopf. Er mochte Mitte dreißig sein und sah nicht unsympathisch aus. Ole konnte sich gut vorstellen, dass er einen Feiertag wie diesen gern anders verbracht hätte, mit seiner Familie vielleicht; er sah aus, als hätte er zwei kleine Kinder, Luca und Marie, drei und fünf Jahre oder so, und als besuche die Familie gern das jährliche Mittelalterfestival in Hammershus und als posteten sie hinterher Fotos davon auf Facebook oder Instagram.

»Können wir uns mal im Haus umsehen?«, fragte der Mann Jette.

Sie trat einen Schritt vor – nicht einmal einen ganzen Schritt, eigentlich beugte sie sich nur ganz leicht in seine Richtung, aber es war eine ungemein vertrauliche und einnehmende Geste, die Ole beeindruckte – und sagte: »Wir haben Gäste zum Julefrokost da drinnen, weißt du. Einige schlafen noch, das heißt, wenn sie den Hubschrauber überhört haben. Ein paar von den Kindern sind schon seit einer Weile wach und laufen in Strumpfhosen im Haus herum. Gleich werden wir anfangen, gemeinsam den Tisch zu decken. Alle fühlen sich ziemlich wohl hier, glaube ich. Friedlich und beschützt. Wir freuen uns schon das ganze Jahr auf diesen Tag. Vielleicht kannst du dir vorstellen, wie es wäre, wenn plötzlich maskierte und bewaffnete Männer ins Haus kämen.«

Sie ließ eine Pause eintreten und wartete neugierig die Reaktion des Truppführers ab. Ole hatte nicht das

Gefühl, als rechnete sie mit etwas Bestimmtem; sie schien einfach abzuwarten, was er ihrem Einwand entgegnen würde.

Er nickte knapp, als sei er beim kurzen Überschlagen seiner Optionen zu einem eindeutigen Ergebnis gekommen, und fragte abschließend nur: »In welche Richtung ist er gegangen?«

Später, als sie im Haus vor dem geschürten Kamin saßen, Tee und gebuttertes Brot vor sich, mit Lagen dicker Decken um den Körper, ließen sie sich erzählen, wie Eric halb erfroren eingetroffen war, spät in der Nacht, gleichsam als Schiffbrüchiger, der die rettende Küste erreicht.

Eric war inzwischen wach. Er sah noch immer mitgenommen aus. Nicht nur der Marsch hierher, dachte Tamara, dürfte ihm in den Knochen stecken; gleichzeitig wirkte er eingeschüchtert. Das Haus, wusste Tamara, hatten Jette und Laerke gemeinsam von einem halb verfallenen Bauernhaus in das verwandelt, was es jetzt war. Laerke war Schmiedin, Jette arbeitete als Grafikerin, und mit ihnen arbeiteten noch viele weitere Freie mit ihnen, alles Freundinnen und Freunde, die jetzt, da der Tag sich langsam auf den Mittag zubewegte, langsam aus den Räumen im Obergeschoss kamen und sich, einen Becher Kaffee in der Hand, zu ihren Kindern gesellten. Diese hatten unter dem riesigen Esstisch bereits eine Höhle errichtet und wollten nun, als sie das Interesse daran zu verlieren begannen, auf der Tischfläche eine Art Piratenschiff errichten. Der Geräuschpegel, als die Erwachsenen sie freundlich zu hindern versuchten, war erheblich, und Tamara musste an ihr eigenes geräuschloses Haus denken. So hatte sie es sich immer gewünscht; das war es, wie sie immer hatte leben wollen, und sie konnte Erics Einschüchterung, wenn auch in einem guten Sinn, leicht nachempfinden. Da waren Matilde, die Tierärztin mit einem Faible für Hanfprodukte aller Art, die sie zum Teil selbst erzeugte, und Roberta, ein älterer Exaussteiger in Frauenkleidern, der tausendundeine Anekdote aus aller Welt, speziell aber aus Island zu erzählen wusste, und Wanda, die auf dem Klavier die Playlist ihres iBook durchging. Tamara kannte und mochte sie alle, die guten Freunde genauso wie die entfernten Bekannten, und das Durcheinander, das hier herrschte, wünschte sie sich auch für ihr eigenes Haus. Mit welchem Recht, dachte sie mit plötzlicher Wut, mit welchem Recht war ihr dieser Wunsch eigentlich bislang verwehrt worden?

Auch Ole hatte sich am Ende der riesigen Sitzgruppe in eine Decke gewickelt. Er fühlte sich nicht unwohl, obgleich er noch immer nichts gegessen hatte. Einige der jungen Eltern, die die Beaufsichtigung ihrer Kinder längst diesen selbst überlassen hatten, begannen zwar gerade, die vorbereiteten Leckereien zum Julefrokost aus der Küche hereinzutragen, aber bis man zum Essen läutete, würde gewiss noch eine gute Weile verstreichen. Das Schlimmste war, dass er, wie er zu vermuten einigen

Grund hatte, hier auf ein Vegetariernest gestoßen war. Er konnte die einzelnen Gerichte, die man drüben am Fenster aufreihte, zwar nicht erkennen, aber einen Schweinebraten sah er nirgends, geschweige denn einen Vogel, und das passte auch zum gesamten Habitus dieser Leute: Veganer und Feministen eben, versammelte Gutmenschen und ihre Brut. Ole wollte die Leute ja nicht aburteilen, nur weil sie kein Fleisch aßen, aber wie man hier auf dem Talksofa über Eric redete, als sei er gar nicht anwesend, das ging Ole – hungrig, wie er war – ein wenig gegen den Strich; mag sein, er war unterzuckert.

»Ich dachte erst, er will bloß Ärger machen«, sagte Laerke mit einer grimmigen Entschlossenheit, die wohl andeuten sollte, dass sie Ärger in ihrem Hause, und dann auch noch männlichen, grundsätzlich nicht duldete. Sie hatte ein schmales, hartes Gesicht, dem die Kurzhaarfrisur einen Christopher-Reeve-haften Zug verlieh; Ole war die Ähnlichkeit, vom Nasenring natürlich abgesehen, nicht nur gleich aufgefallen, sondern aus unerklärlichen Gründen auch zuwider. Der querschnittsgelähmte Reeve war ihm von einem seiner letzten Auftritte noch in Erinnerung; wie er da, bewegungsunfähig und schwer atmend, um jedes Wort rang, Haltung bewahrend, obgleich er alles verloren wusste, was ihn zum Mann gemacht hatte, das war ihm nahegegangen. Umso unangemessener, ja respektloser kam es ihm nun vor, wie Laerke sich mit seinem früheren virilen Aussehen schmückte.

Sie redeten von ihren Freunden, von ihrem Künstlerkollektiv, sie redeten über dasselbe Zeug wie die Leute in Christiania oder neuerdings in Refshaleøen, aber niemand, auch nicht Tamara, kümmerte sich um Eric. Er war gekommen, um Weihnachten bei seiner Familie zu sein. Das war zwar grenzkitschig und naiv, aber man musste doch ein Herz aus Stein haben, um es nicht auch ein bisschen rührend zu finden. Kein Mensch sprach darüber, dass man ihn nicht eingeladen hatte, obwohl das schwangere Weibchen mit ihrer Superwoman die Absicht hatten, sein Kind großzuziehen. Eric schaute nur demütig ins Kaminfeuer und traute sich nicht, ein Wort zu sagen.

Was haben die meinen Simpel zu demütigen?, dachte Ole.

»Wieso habt ihr ihn eigentlich nicht eingeladen? Eric?« Seine Frage ließ alle Gespräche unter dem gemütlichen Knistern der brennenden Holzscheite verstummen. Die Köpfe der Frauen drehten sich wie in einer Bewegung; erst jetzt bemerkten sie, dass es eben doch auch noch Männer auf der Welt gab, auch wenn das lästig war.

»Wieso? Seid ihr befreundet, du und Eric?« Laerke gab sich keine Mühe, ihre Stimme weniger schroff klingen zu lassen, als die Frage offenkundig gemeint war.

»Wir haben zusammen viel durchgemacht auf dem Weg hierher«, sagte Ole, als habe er sich diese Zeile für den Showdown aufbewahrt.

»Du warst auch nicht eingeladen«, sagte Jette und lächelte. Sie machte eine alles einschließende Geste und setzte hinzu: »Aber hier wird auch niemand weggeschickt.«

Ole dachte an die Militärpolizisten, erkannte aber, dass es keinen Sinn hatte, mit diesen Leuten das Debattieren anzufangen. Er schlug die Decke zurück und ging hinüber ans Kopfende der Tafel, wo schon einige der noch immer oder schon wieder müden Eltern Platz genommen hatten und sich über alternative Schulformen und Kinderyoga unterhielten. Ole nahm sich unauffällig von einer Platte, auf der eine Art Pastete angerichtet war, stellte fest, dass ihre Trägermasse aus Nüssen bestand, und schlang sie trotzdem gierig hinunter. Dann nahm er Stift und Papier hervor und tat das, wozu er hier war.

Es kommt nicht sehr oft vor, dass die Ostseeinsel, die für ihr mildes und fast mediterranes Klima bekannt ist, weiße Weihnachten erlebt. Ein Weihnachten wie dieses Jahr dürfte sogar als historisch gelten, denn ein Schneesturm bescherte der Insel anderthalb Meter Schnee und dazu Schneeverwehungen, die bis zu den Dächern reichten.

Und das ist nur das Wetter.

Am Morgen des 25. Dezember, nach einer Nacht von klirrender Kälte, in der, wie manche behaupten, sogar Polarlichter zu sehen gewesen waren, seilt sich gegen acht Uhr am Morgen eine Einsatzgruppe der Militär-

polizei über einem einsamen Bauernhaus bei Øster-marie aus einem Helikopter ab und stürmt das Objekt. Die Männer sind auf der Suche nach dem Panzergrenadier Eric D., der am Tag und in der Nacht zuvor die gesamte Insel mit einem entführten Schützenpanzer in Atem gehalten hatte. Mit an Bord: Eine Hebamme und der Verfasser.

Es war eine Irrfahrt zur Gerechtigkeit: Dies ist das Drama eines Abgehängten, der von der neuen Weltordnung zum bloßen Stichwortgeber degradiert wurde und verzweifelt sein Recht als aufrechter Mann einfordert.

Ole überlas, was er notiert hatte, und wiegte den Kopf. Die Einleitung und der folgende Absatz waren nicht übel, wenngleich er verschiedene Einzelheiten natürlich noch recherchieren musste. Wie lange war Eric beim Forsvaret? Er hatte ihn nicht gefragt. So wirklich wichtig war das allerdings auch nicht. Schwerer wog da schon sein stilistisch ungelenker Verweis auf ihn als »Verfasser«; das kam ihm reichlich altbacken vor. Wenn schon Authentizität, dann sollte er gleich in der ersten Person schreiben. Aber es war ja eine Reportage für eine angesehene Tageszeitung, kein Erfahrungsbericht vom letzten Klassenausflug. Hier war eine körperlose, ungreifbare, absolut verlässliche Instanz gefragt, die das Geschehen unbestechlich protokollierte und es dennoch nicht am Sinn fürs Dramatische fehlen ließ. Wie etwa bei dem Helikopter. Das Abseilen war zwar in gewisser Weise kontrafaktisch, vertiefte aber den emotionalen Einschlagskrater, den die Szene ja tatsächlich verursacht hatte. Niemand, der nicht dabei gewesen war, würde sich die Frage stellen, ob die Soldaten sich wirklich abgeseilt hatten. Wer war er schon, dass er das Wahrheitsbedürfnis einer verschwindenden Minderheit dem Unterhaltungsbedürfnis der überwältigenden Mehrheit überordnete?

Vielleicht sollte er nach dieser Einleitung mit einem kleinen Zeitsprung weitermachen. Es musste klar werden, dass die Geschichte schon viel früher begonnen hatte, bei Jette etwa und ihrem Befruchtungswunsch, den der Simpel als große Liebe missdeutet hatte, vielleicht auch mit dem Brand des Ditlevsen-Hofes und dem Tod der Eltern, der in Eric ein so großes Zugehörigkeitsbedürfnis hinterlassen hatte, dass er sich sogar demütigen ließ, um nur in Gesellschaft derer sein zu dürfen, die ihn ausgenutzt und dann verstoßen hatten. Ole musste plötzlich an sein Interview mit einem dieser einsamen grauhaarigen Bienenzüchter denken. Der Mann hatte ihm, wie Ole jetzt einfiel, nicht nur mit großer Eindringlichkeit erzählt, dass das menschengemachte und massenhafte Sterben der Westlichen Honigbiene fatale Folgen für die Lebensmittelproduktion habe, weil die Pflanzen nun mal auf die Bestäubung durch die Biene angewiesen seien. Etwas anderes hatte sich Ole noch tiefer eingeprägt: Während der Sommersonnenwende kam es zu einem »Drohnenschlacht« genannten Bienensterben, bei dem die Arbeitsbienen den männlichen Drohnen anlässlich ihrer Rückkehr den Zugang zur Beute verweigerten. Die Aufgabe und einziger Lebenszweck der Drohnen war es, draußen herumzufliegen und Königinnen zu befruchten; da sie weder Nektar für die Brut sammelten, noch sonst sich am Erhalt und Ausbau des Staates beteiligten, war der einzige Dienst, den sie ihrem Volk nach erfüllter Aufgabe noch erweisen durften, zu sterben. Vielleicht, dachte Ole, wäre *Die Drohnenschlacht* ein passabler Titel für den Artikel. Er blätterte eine neue Seite in seinem Block auf und notierte ihn. Dann dachte er kurz darüber nach und unterstrich ihn zweimal.

»Die Drohnenschlacht?«

Tamara hatte sich neben ihn an den Tisch gesetzt. Noch ehe Ole den Block zuschlagen konnte, hatte sie begriffen, was das bedeuten sollte.

»Ist mir so in den Sinn gekommen«, sagte Ole. »Klingt das zu sehr nach CIA und Afghanistan?«

»Du schreibst jetzt an deiner Geschichte?«

Ole zuckte die Achseln, ganz so, als könnte er sich zwischen den beiden Fragen *Wann denn sonst* und *Woran denn sonst* nicht entscheiden.

»Ich wäre vorsichtig mit solchen Metaphern«, sagte Tamara.

Ole stellte sich dumm. »Mit welchen Metaphern?«

Sie sah ihn an; Tamara hatte das Gefühl, in ihm lesen

zu können wie in einem aufgeschlagenen Buch. »Du weißt, was eine Drohnenschlacht ist?«

»Na ja«, sagte Ole; er war erkennbar verwirrt, vielleicht von ihrer Frage, vielleicht auch von der Tatsache, dass sie ihn zum ersten Mal geduzt hatte. »Es bedeutet, das Zeitalter der Männer ist vorbei. So was in der Richtung, oder?«

Tamara zog die Decke, die sie sich umgehängt hatte, enger. Im Kamin knallte ein Holzscheit, eine Bimmel ertönte.

Eines der Kinder, noch ein Säugling, kroch, unbeachtet von allen anderen, in Richtung des Kamins, den zwar eine Stahlklappe abschirmte, die aber wiederum, Ole wusste das, heiß sein würde. Der Säugling war fast beim Kamin und streckte schon die Hand aus, um sich an der Klappe hochzuziehen. Alles strebte zur Tafel; die Einzige, die auf den Säugling achtete, war natürlich dessen Mutter, aber die saß am anderen Ende des Raumes, sowie Eric, der plötzlich mit einem Schritt zur Stelle war und den kieksenden Kleinen unter den Arm klemmte. Die Sonne fiel flach durch die streifigen Fenster, die Runde hatte die Heldentat kaum bemerkt, und zur Feier des Tages machte eine Flasche Aquavit die Runde.

»Bienen sind Bienen«, sagte Tamara. »Nichts weiter.«

»Schön gesagt«, sagte Ole, weil er nicht wusste, was er sonst sagen sollte.

»Das alles hier ist ganz anders, als du denkst.« Sie deutete auf das Kopfende der Tafel, wo jetzt Jette zwischen Eric und Laerke saß. Ausgerechnet sie führte Erics Hand über Jettes Bauch, es war eine vertrauliche, fast zärtliche Geste.

»Die Drohnen müssen nicht sterben, weil sie männlich sind, Ole. Oder weil sie ausgenutzt wurden. Oder aus sonst einem Grund, der irgendetwas mit uns zu tun hätte. Glaubst du das?«

Ole hatte gute Lust, sich auf den Luxus einzulassen, nicht zu wissen, was er glauben sollte.

»Bei den Honigbienen ist das einfach so. Es ist ein ewiger Kreislauf. Bei uns nicht. Ende der Geschichte.«

Am Nachmittag schickte man einen Bergungspanzer, um den liegen gebliebenen und mittlerweile ebenfalls halb eingeschneiten Schützenpanzer zu holen. Ein weiteres Raupenfahrzeug kam, um Tamara und ihn abzuholen; es setzte zunächst sie zu Hause ab und brachte dann Ole zu seinem Hotel. Nach einer heißen Dusche, so ausgedehnt, dass er schon befürchtete, den Heizkessel des Hotels zu erschöpfen, und einer märchenhaft warmen und erholsamen Nacht wollte Ole gleich am nächsten Morgen zurück nach Kopenhagen fahren, aber es war der zweite Weihnachtsfeiertag; vor dem nächsten Tag würde keine Fähre ablegen. Da er also auf der Insel festsaß, hatte er nur begrenzte Möglichkeiten, seine Zeit sinnvoll zu verbringen. Er entschied sich dafür, mit seinem Artikel zu beginnen.

Zwei Tage später, am 28. Dezember, war er fertig. Er hatte zwei volle Tage geschrieben, unterbrochen von einigen Telefonaten. Er hätte bereits früher abreisen können, zumal er die zusätzlichen Übernachtungen vermutlich nicht als Spesen würde abrechnen können. Aber es war ihm richtiger erschienen, vor Ort zu bleiben. Er hatte vergeblich versucht, Eric ans Telefon zu bekommen, aber Eric befand sich erstens schon nicht mehr auf Bornholm, sondern war in ein Militärgefängnis überstellt worden, wo er zweitens weder Besuche empfangen noch Kontakte nach draußen haben durfte.

Ole hatte ferner mit dem Gedanken gespielt, Tamara um ein Interview zu bitten, und später, als er diese Idee wieder verworfen hatte, Jette. Auch das hatte er nicht getan, teils aus Bequemlichkeit, hauptsächlich aber, weil er über das schreiben wollte, was ihm geschehen war, und das hatte er ja nun selbst erlebt. Letztlich hatte er also nur geschrieben und das Geschriebene redigiert, zwei Tage lang von früh bis spät, so lange, bis er schließlich das Gefühl gehabt hatte, es sei im Grunde weniger ein Text über Kinder oder Frauen oder Männer, sondern über das Wesen der Wahrheit geworden. »Die Drohnenschlacht« war als Titel ausgeschieden und »Das Wesen der Wahrheit« natürlich indiskutabel. Da sein Text damit endete, dass Eric, der Panzergrenadier, zufrieden eine Schüssel Mandelmilchreis aß und ein Gläschen Aquavit trank, schickte Ole ihn schließlich mit der schlichten Betreffzeile »Julefrokost« ans Dagbladet.

Als er mit der Fähre nach Ystad übersetzte, die immensen Parkgebühren zur Auslösung seines Volvo zahlte und auf Peberholm seine Zigarettenpause machte, war es wärmer geworden. Auch hier lag noch Schnee, doch an vielen Stellen war er bereits getaut, als habe das hiesige Wetter in den letzten Tagen nach eigenen Regeln gespielt. Der Tag war klar, und auf einem der künstlich aufgeschütteten Wellenbrecher, die er von hier aus gut einsehen konnte, sonnte sich eine kleine Gruppe Seehunde. Über ihm kreischten die Möwen.

Ich danke Kathrin und Adrian Wylezol und ganz besonders Tabea Zimmermann dafür, mich auf die Spur dieser Geschichte geführt zu haben. Ich danke außerdem von Herzen allen anderen Menschen auf Bornholm, die uns dort jemals beherbergt und bewirtet haben. Das hier ist ein Gruß an euch alle.

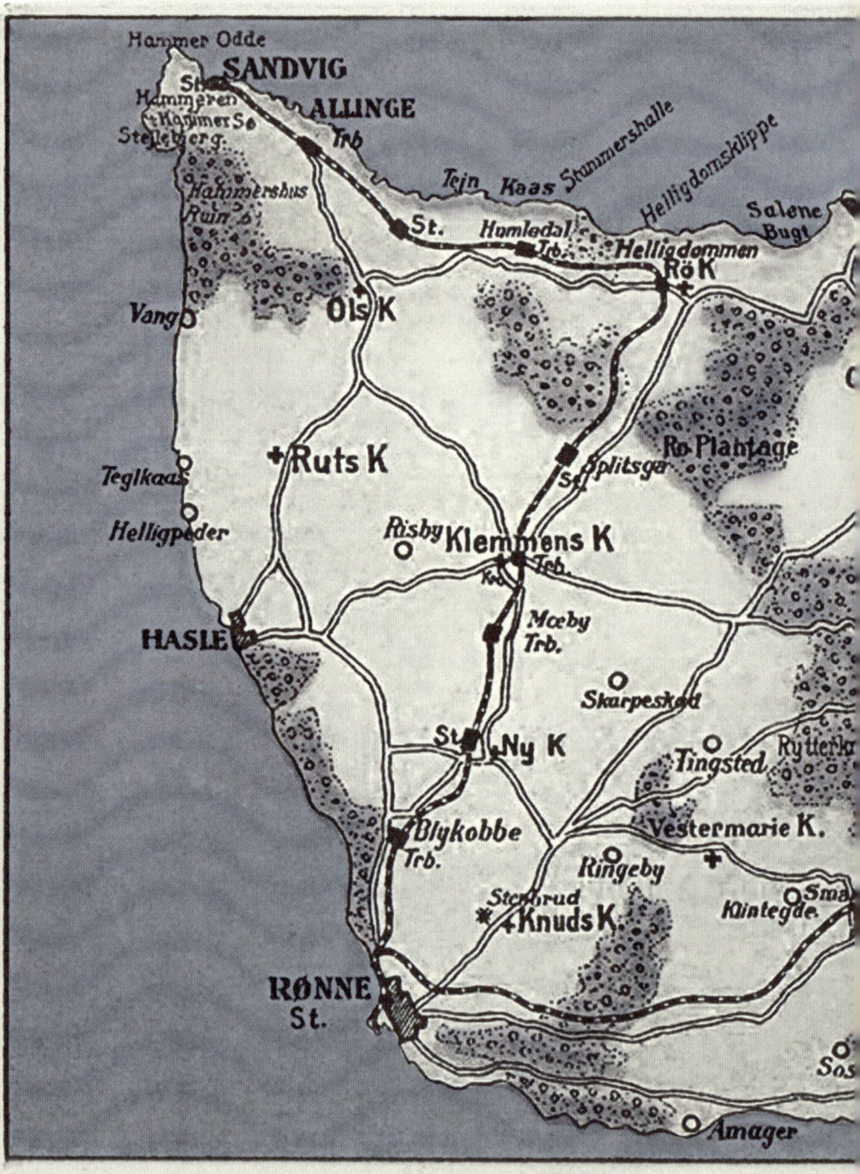
Hammer Odde
SANDVIG
St.
Hammeren
Hammer Sø
ALLINGE
Trb
Hammershus
Ruin
Tejn
Kaas
Stammershalle
Helligdomsklippe
Salene
Bugt
St.
Humledal
Trb.
Helligdommen
Rø K
Vang
Ols K
Rø Plantage
Ruts K
Splitsgd
St.
Teglkaas
Helligpeder
Risby
Klemmens K
Trb.
Kd.
HASLE
Møby
Trb.
Skarpeskad
St.
Ny K
Tingsted
Rytterk
Blykobbe
Trb.
Vestermarie K.
Ringeby
Stenbrud
Knuds K.
Klintegde.
RØNNE
St.
Sos
Amager